NO FiNAL NADA ACONTECE

NO FINAL NADA ACONTECE

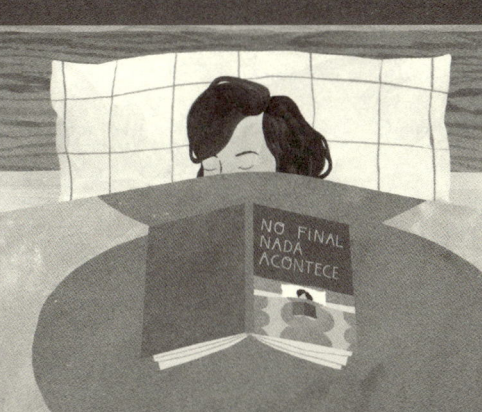

KATHRYN NICOLAI

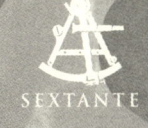

Título original: *Nothing Much Happens*

Copyright © 2020 por Kathryn Nicolai
Copyright das ilustrações © 2020 por Léa Le Pivert
Copyright da tradução © 2022 por GMT Editores Ltda.
Publicado mediante acordo com Westwood Creative Artists Ltd.
Todos os direitos reservados. Nenhuma parte deste livro pode ser utilizada ou reproduzida sob quaisquer meios existentes sem autorização por escrito dos editores.

tradução: Daniel Turela
preparo de originais: Ana Tereza Clemente
revisão: Juliana Souza e Rachel Rimas
projeto gráfico: Lucia Bernard
capa: Paul Buckley
adaptação de projeto gráfico: Natali Nabekura
diagramação e adaptação de capa: Ana Paula Daudt Brandão
impressão e acabamento: Pancrom Indústria Gráfica Ltda.

CIP-BRASIL. CATALOGAÇÃO NA PUBLICAÇÃO
SINDICATO NACIONAL DOS EDITORES DE LIVROS, RJ

N541f
   Nicolai, Kathryn
     No final nada acontece / Kathryn Nicolai ; ilustração Léa le Pivert ; tradução Daniel Turela. - 1. ed. - Rio de Janeiro : Sextante, 2022.
     336 p. : il. ; 18 cm.

     Tradução de: Nothing much happens
     ISBN 978-65-5564-399-2

     1. Sono - Contos. 2. Sono. 3. Distúrbios do sono. I. Le Pivert, Léa. II. Turela, Daniel. III. Título.

22-77919
                                                                CDD: 154.6
                                                                CDU: 612.821.7

Gabriela Faray Ferreira Lopes - Bibliotecária - CRB-7/6643

Todos os direitos reservados, no Brasil, por
GMT Editores Ltda.
Rua Voluntários da Pátria, 45 – Gr. 1.404 – Botafogo
22270-000 – Rio de Janeiro – RJ
Tel.: (21) 2538-4100 – Fax: (21) 2286-9244
E-mail: atendimento@sextante.com.br
www.sextante.com.br

*Para Jacqui,
que faz meus sonhos
virarem realidade*

Sumário

Caminhada de inverno 24

Uma nova página 33

Uma noite em casa 39

Amor às palavras 44

Um pouco de romance 50

Luz e neblina 55

Viagem de férias 60

Um dia de inverno visto da janela 64

Matinê 68

Chuva de primavera 74

A placa avisa: FECHADO 79

O novo canteiro de aspargos 84

Primeiro isso, depois aquilo 90

Adiantada 97

Giz de cera e grãos de areia 103

Três coisas boas 108

Na padaria 114

Primavera na horta comunitária 120

Cabana de portas abertas 128

O roubo de lilases 135

Uma surpresa 139

Vaga-lumes numa noite de verão 145

Um lugar que mais ninguém conhece 150

Um show no parque 154

Noites de verão 159

Fora do caminho habitual 166

A carta e o envelope 171

Na feira de verão 176

Estrelas na floresta 181

Um dia de solo com a cachorra 186

Na cozinha durante uma tempestade 196

No museu em dia de sol 204

Colheita de verão 209

Volta às aulas 217

A um quarteirão de casa 222

Na biblioteca 228

Manhã de outono na feira de produtores rurais 234

Alecrim para a lembrança 240

Planos cancelados 245

No moinho, com abóboras e maçãs 253

Admirador secreto 257

Halloween numa casa antiga 262

Ferramentas na bancada 268

Uma caminhada gelada e um banho quente 274

Sopa para um dia chuvoso 282

Passeio com o cachorro no meio da noite 289

Depois do Dia de Ação de Graças 294

O burburinho da cidade 300

Na hora de comprar a árvore 308

Presos em casa 313

Uma noite no teatro 320

Véspera de Natal 325

Agradecimentos 333

Índice de aconchego 335

INTRODUÇÃO

Como usar este livro

· · · · ·

Dormir deveria ser fácil.

Afinal, é uma das coisas mais naturais que fazemos – precisamos de descanso e temos vontade de dormir. Mas às vezes não conseguimos de jeito nenhum. O que acontece, então? Na maioria das vezes, é o cérebro que atrapalha. A mente pensante é como um caminhão com um tijolo sobre o acelerador. Ela segue em frente mesmo quando não há ninguém para guiá-la e continua avançando a noite inteira se não for detida. Junte a essa mente acelerada um mundo veloz e caótico, cafeína em excesso e uma quantidade assustadora de horas diante de uma tela, e fica evidente por que tantos de nós não conseguimos dormir com tanta facilidade assim.

Mas não se preocupe. É possível recuperar o sono e todos os benefícios e virtudes que ele traz. Será necessário um pouco de prática e disciplina para desenvolver uma rotina, é verdade, mas prometo que em pouco tempo você estará caindo no sono com mais rapidez e dormindo uma quantidade de horas que não dormia desde a infância. Você vai acordar se sentindo descansado e tranquilo, e talvez descubra até que as histórias aqui contadas introduzem um tantinho de atenção plena (também conhecido como *mindfulness*) na sua vigília. (Bônus!)

DORMIR É UM SUPERPODER MODERNO.
HISTÓRIAS SÃO UMA MÁGICA ANTIGA.

Uma das minhas primeiras memórias é de me deitar e contar a mim mesma uma história para dormir. Eu devia ter uns 4 anos, e ainda me lembro muito bem dela: um conto de escalada da miséria à fortuna, cheio de suspense e caprichos do destino como nos contos de fadas que os meus pais liam para mim. O final era feliz, e, por mais que eu a repetisse, a história nunca deixava de me acalmar na hora de dormir.

Fosse usando a minha própria imaginação para construir um enredo, fosse ouvindo dos meus pais uma narrativa escrita por outra pessoa, eu seguia a tradição ancestral de contar histórias como preparação para dormir. Verdade seja dita, jamais abandonei esse hábito ao me deitar ao fim de cada dia. E embora tenham passado a conter menos navios piratas e vilões detestáveis e mais cachorros adormecidos e panelas fumegantes de sopa, elas continuam funcionando tão bem como antes.

Contamos histórias antes de dormir por um bom motivo. Elas nos ajudam a compreender o que acontece ao nosso redor e também apontam caminhos úteis, assim como oferecem uma forma de deixar o presente de lado e experimentar outro tempo e lugar. Fornecem novas perspectivas e novos modos de imaginar a vida – a nossa e as dos outros também. E, quando contadas de determinada maneira, funcionam como coadjuvantes no relaxamento.

. . . . .

Sou professora de ioga há cerca de vinte anos e medito regularmente desde 2003. Durante esse tempo, aprendi muito sobre as formas de acionar a resposta de relaxamento do corpo e sobre como os princípios da atenção plena – a prática de prestar atenção de maneira tranquila no que está acontecendo a cada instante –, ajudam mentes barulhentas a se acalmarem. Ao longo do percurso estudei um pouco de neurociência, e a minha biblioteca está repleta de livros sobre o cérebro e como treiná-lo, além de obras sobre fisiologia e pranaiama.

Um dos meus aprendizados essenciais foi que neurônios que disparam juntos permanecem conectados, o que significa que ter bons hábitos pode ser uma questão de prática. Eu vivenciei isso: por muitos anos treinei o cérebro com a antiga prática de usar histórias para dormir, e agora o sono e o relaxamento são respostas automáticas à contação de histórias na cama.

À medida que fui envelhecendo, passei a ouvir amigos e familiares reclamarem de noites em claro, ansiedade e insônia crônica. Compreendi como esses distúrbios podem ser debilitantes, com consequências que vão desde o aumento do risco de desenvolver quadros de depressão, ansiedade e doenças cardíacas até indisposição e mau humor. Percebi que a minha prática de contar histórias é na verdade um superpoder – um poder do qual outras pessoas necessitavam com urgência. Mas a não ser que estivesse ao lado delas enquanto rolassem na cama (o que seria tão inviável quanto estranho), eu não tinha ideia de como poderia ajudar.

Certa noite, eu estava (ironicamente) acordada no meio da madrugada com a minha beagle já idosa. Enquanto eu fazia carinho nas costas dela, tive uma ideia do que poderia criar: um podcast com as minhas histórias. Eu podia colocar as pessoas para dormir com a minha voz. Assim, eu estaria com meus amigos e parentes (e, com sorte, muitas outras pessoas) na hora de ir para a cama. Naquela mesma noite, sentada no chão às três horas da manhã, comprei um microfone.

O podcast *Nothing Much Happens* (Nada demais

acontece) estreou seis semanas depois, e eu soube quase de imediato que a minha intuição estava certa. Comecei a receber mensagens de ouvintes do mundo todo, e eles diziam que tinham dormido uma noite inteira pela primeira vez em anos, ou décadas. O superpoder era compartilhável.

Passei a receber relatos também sobre outros usos que os ouvintes estavam fazendo das histórias. Soube de um homem que as escutava em suas sessões de quimioterapia e de uma mulher que durante muitos anos teve medo de ir para a cama por causa de episódios de terror noturno e que agora esperava animada pelo momento de se deitar e ter sonhos agradáveis como nunca havia tido. Algumas pessoas enviaram mensagens para dizer que tinham conseguido largar os remédios para dormir e que se sentiam descansadas e alertas quando o despertador tocava de manhã. Outras contaram que ouvem as histórias em família na hora de ir para a cama e que as criancinhas, que antes corriam pela casa como barata tonta sem querer dormir, sossegavam e se entregavam ao sono. Muitos escutam para aplacar a ansiedade. Artistas contaram que gostam de ouvir enquanto desenham ou esculpem, e enviaram uma foto da obra que a trama havia inspirado.

Esse é o poder das histórias, e é por isso que não tenho dúvida de que funcionam.

Como dormir

Um dos motivos de termos dificuldade em deixar o modo acordado para entrar no modo sono é que agora levamos o trabalho para a cama. Respondemos a e-mails, conferimos obsessivamente as redes sociais e recebemos e enviamos mensagens de texto momentos antes de tentarmos descansar. Não surpreende que a mente resista ao sono ou acorde às três da manhã para tentar resolver um problema em que estávamos pensando logo antes de dormir. O cérebro entende que ainda estamos trabalhando. Precisamos finalizar os ciclos iniciados durante o dia para comunicar à mente que, por ora, o trabalho terminou.

Para adquirir melhores hábitos de sono, você vai precisar estabelecer alguns limites. Se puder deixar todos os aparelhos eletrônicos fora do quarto, será fantástico – acredite, faz uma grande diferença. Mas se isso não for viável, você terá que estipular outro tipo de limite. Digamos que meia hora antes do horário em que deseja dormir você desligue todos os aparelhos, ative o modo "não perturbe" do celular e coloque em uma gaveta tudo que tenha uma tela. Depois que todo tipo de trabalho estiver fora de alcance, cumpra um pequeno "ritual pré-sono". Rituais podem ser de grande ajuda na transição de um estado mental para outro. O seu pode incluir atividades como escovar os dentes, lavar o rosto, separar roupas para o dia seguinte, dar boa-noite aos familiares e animais de estimação ou preparar uma xícara de chá. Como a ideia é criar um hábito que indique à mente e ao corpo que a hora de dormir se aproxima, o ideal é que você use esse momento para atividades que despertem a impressão de que já é tempo de relaxar.

Em seguida, deite-se e encontre uma posição confortável. Ajeite-se até que nada esteja incomodando e relaxe o corpo.

Agora que você se afastou de suas outras atividades e iniciou a contagem regressiva para a hora do sono, é preciso oferecer à mente um lugar para descansar. É aí que as histórias entram em cena. Elas são como um ninho aconchegante em que a mente pode se acomodar, um lugarzinho confortável onde repousar depois de um dia cheio. Sabe aquele caminhão com o tijolo no acelerador? As histórias são uma garagem limpa e arrumada onde é possível estacioná-lo. São simples e quase nada acontece nelas – e essa é exatamente a ideia.

Enquanto estiver lendo, permita que os pormenores da narrativa ajudem você a construir mentalmente um cenário em que você possa se acomodar. Dê atenção especial às partes que transmitam um conforto maior. Veja as ilustrações e aprecie os pequenos detalhes. Quando os olhos começarem a pesar, ponha o livro de lado, desligue a luz e deixe o corpo se soltar e relaxar. Inspire profundamente

pelo nariz e solte devagar o ar pela boca. Faça isso mais uma vez. Inspire e solte. Você pode até dizer em pensamento: "Estou prestes a adormecer e vou dormir bem a noite inteira." Permaneça na história enquanto se aproxima cada vez mais do sono, repassando os detalhes que conseguir lembrar – em especial aqueles que lhe trouxeram conforto.
Durma.

Como voltar a dormir se você acordar no meio da noite

Muitas pessoas não têm dificuldade nenhuma para adormecer – o problema é apenas continuar dormindo. Nas horas que antecedem o amanhecer, muitas vezes a mente tem a oportunidade de voltar a se tornar ativa: o motor do caminhão é religado, e retomar o sono pode parecer impossível. O mais importante nesses momentos é devolver a mente ao ninho o quanto antes.

Vamos usar uma história como exemplo para que você tenha ideia de como deve agir. Imagine que está lendo o conto "A um quarteirão de casa" (p. 222), no qual uma pessoa está voltando para casa em um dia de chuva. Tente se colocar em seu lugar no momento em que ela faz uma parada para comprar peras e um saquinho de amêndoas. Depois de chegar em casa e girar a chave da porta para trancar o mundo do lado de fora, ela se estica no sofá e um gatinho sobe ali para ficar ao seu lado. A sensação não é boa? Não parece a coisa mais certa do mundo?

Se você acordar durante a noite, traga esses detalhes de volta à mente. Pela minha experiência, ajuda bastante dizer mentalmente o título da história, para anunciar que você está entrando naquele mundo. Diga em silêncio: "A um quarteirão de casa." Então pense nas peras e nas amêndoas. Na sensação de, em uma noite chuvosa, chegar em casa e fechar a porta. Imagine-se caminhando pelos cômodos da casa ou do apartamento, deitando-se no sofá e caindo no sono aos poucos. Esse exercício vai frear a tendência do cérebro de alimentar ciclos de pensamentos e preocupações. Eu prometo: vai funcionar.

Muitos dos ouvintes que me mandaram e-mails quando comecei o podcast relataram que essa técnica tinha funcionado tão bem para eles quanto costumava funcionar para mim. Li comentários do tipo: "Se acordo no meio da noite, imagino as situações de alguma história da Kathryn e logo consigo voltar a dormir!"

É um treinamento mental. Seja paciente e perseverante. Com o tempo, você vai se surpreender com a qualidade do seu sono. E esperar com alegria pela hora de ir para a cama, sabendo que existe um lugar gostoso onde descansar a mente até a manhã seguinte.

Como relaxar

Talvez você descubra que precisa de ajuda não apenas para dormir, mas também para manter a calma e a concentração durante o dia. Antes de mais nada, saiba que você não está sozinho no mundo. Uma quantidade imensa de pessoas sofre de ansiedade. É bastante comum, e se pensarmos na combinação da vida moderna com a fácil ativação da reação de luta ou fuga do cérebro, concluiremos que você seria um caso raro apenas se nunca sentisse um pouquinho de ansiedade que fosse. É importante lembrar que, durante uma crise desse tipo, perde-se a capacidade de usar o raciocínio para manter o controle. Não é possível usar palavras para mudar o que você sente, porque nesse momento não adianta argumentar com o cérebro. Como a lógica não é capaz de resolver o problema, você precisa falar a língua do corpo e fornecer à mente algo em que ela possa se concentrar.

Quando sentir ansiedade, tente encontrar um lugar para se sentar distante do barulho e do movimento de outras pessoas. Respire de modo que o ar comece a passar somente pelo nariz. É importante usar a respiração para comunicar ao sistema nervoso que está tudo bem. Para isso, comece a contar a duração de cada inspiração e expiração. Inspire contando até quatro e expire no mesmo ritmo. Não se preocupe se a respiração estiver curta e acelerada. Há mesmo certa demora para que os sinais sejam recebidos. Não faz mal. Continue contando enquanto respira, deixando o ar chegar cada vez mais fundo nos pulmões. Você deve sentir que a barriga cresce quando você inspira e encolhe quando expira. Você está indo muito bem. Agora, veja se consegue puxar o ar contando até quatro e soltá-lo indo até seis ou até oito. Dê uma pausa e conte até dois antes de começar outra vez. Preste atenção no movimento da barriga. Inspire até quatro. Solte até seis. Pare até dois. Repita isso pelo tempo que for necessário.

Enquanto a respiração desacelera e o peito relaxa, relembre detalhes de uma das histórias de que você mais gosta. Lembre-se do aspecto, do cheiro ou do gosto de algum elemento dela. Concentre-se nessa pequena experiência sensorial. Dessa forma, você retira a atenção do que originou a ansiedade e a coloca naquele estoque de lugares seguros que está na sua imaginação.

Quanto mais repetir essa técnica, mais preparo você terá para enfrentar a próxima crise de ansiedade. Você terá cada vez mais evidências de que é capaz de se acalmar com rapidez. Assim, começará a se ver de maneira diferente – não como uma pessoa ansiosa, mas como alguém que sabe como se tranquilizar em um momento de perturbação. Ótimo trabalho. (E nunca esqueça que às vezes são necessárias outras formas de tratamento para combater a ansiedade. Médicos, terapeutas e remédios são bastante úteis e indispensáveis em alguns casos. Se for o seu, não deixe de procurar ajuda.)

· · · · ·

Agora você está pronto para começar a ler as histórias que vou contar aqui. Elas estão organizadas cronologicamente, seguindo as estações do ano. Pode ser uma boa ideia começar por uma que se passe na estação em que você está, ou naquela em que gostaria de estar. Mas se preferir ler tudo do começo, não há problema algum. A decisão é sua!

Todas as histórias se passam em um mesmo universo, um lugar que batizei de Vilarejo do Nada Acontece. A dona da livraria pode comprar uma torta na padaria e segurar a porta para o casal que visitou o moinho de cidra, e assim por diante. À medida que for conhecendo as pessoas e os lugares do livro, você pode explorar o mapa que apresento a seguir para observar aspectos dessa cidadezinha tão aconchegante. Retorne ao mapa enquanto lê e imagine-se caminhando pelas ruas. Isso ajudará você a construir com mais nitidez o mundo do Nada Acontece na sua imaginação.

Durante a leitura, você vai perceber que não são usados marcadores de gênero nos contos em que há parceiros românticos – escrevo dessa forma para que qualquer pessoa possa se imaginar e ver a própria vida se desenrolando nas histórias.

Ao longo do caminho você encontrará também alguns conteúdos extras – receitas, meditações e até mesmo artesanatos – para ajudar a fazer desse o seu mundo. Há também um índice remissivo no final do livro, para que você possa procurar uma história a partir do critério de aconchego que preferir.

Agora, acomode-se em um lugar acolhedor e se ajeite na posição mais confortável que conseguir. Você está prestes a entrar no mundo do Nada Acontece. Trata-se de um lugar agradável e receptivo, com muito para ser desfrutado. Vamos todos inspirar profundamente pelo nariz e soltar o ar pela boca. Mais uma vez. Inspirar, soltar. Ótimo.

Bons sonhos.

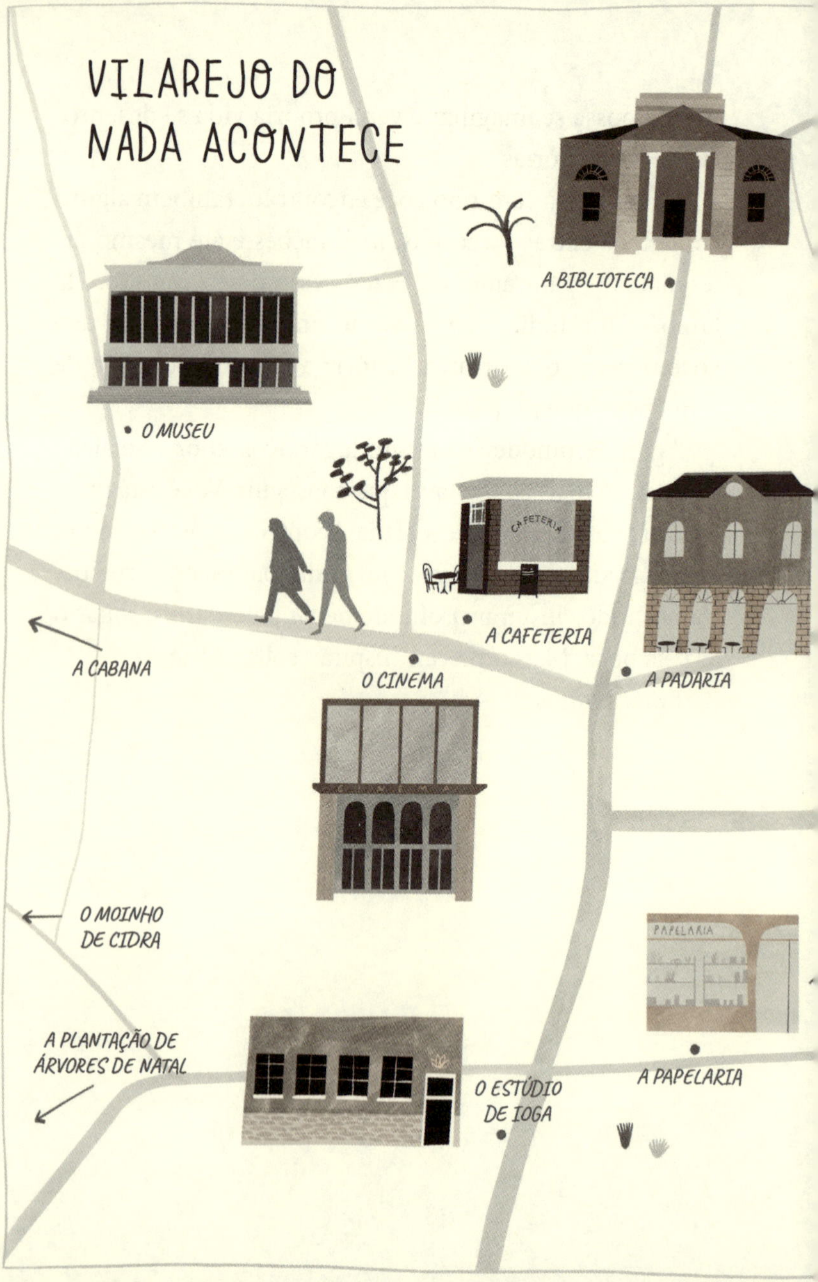

VILAREJO DO NADA ACONTECE

- A BIBLIOTECA
- O MUSEU
- A CAFETERIA
- A CABANA
- O CINEMA
- A PADARIA
- O MOINHO DE CIDRA
- A PLANTAÇÃO DE ÁRVORES DE NATAL
- O ESTÚDIO DE IOGA
- A PAPELARIA

O JARDIM
SECRETO

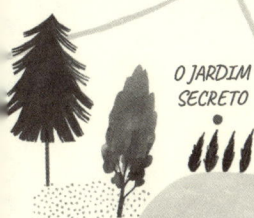

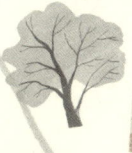

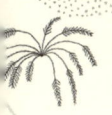

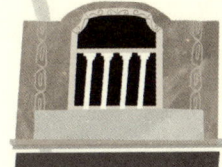

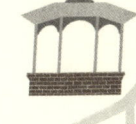

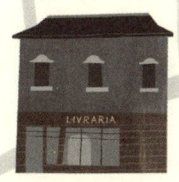

O ORQUIDÁRIO

A FAZENDA
ABANDONADA

O PARQUE

O TEATRO

A LIVRARIA

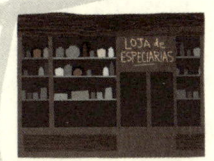

A LOJA DE ESPECIARIAS

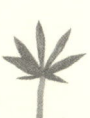

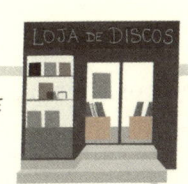

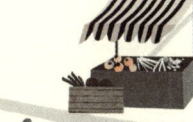

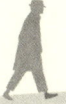

A LOJA DE
DISCOS

A FEIRA DE
PRODUTORES RURAIS

A PLANTAÇÃO
DE LAVANDA

HORTAS
COMUNITÁRIAS

Caminhada de inverno

Havia caído muita neve durante a noite, e o dia amanheceu claro e frio.

Passei mais tempo que o usual tomando café da manhã na mesa da cozinha, bebendo uma xícara extra de café enquanto observava o sol subir e a luz da manhã mudar de cor. O nascer do sol no auge do inverno, com seu cor-de-rosa riscado de amarelo, é como uma mensagem de afirmação da mãe natureza. Sim, os dias são curtos e a paisagem é coberta de tons de branco e cinza, mas o céu é vibrante. A vida pulsa mesmo nos dias mais gelados do inverno.

Quando o céu já estava claro, abri as cortinas para que a luz penetrasse em todos os cômodos da casa. O sol não vinha aparecendo muito nos últimos tempos, e, enquanto dava início às tarefas da manhã, eu parava a todo momento para olhar pela janela e respirar fundo.

Alguém me disse, anos atrás, que dormimos melhor numa cama que foi arrumada – algo na sensação de ordem nos ajuda a relaxar –, e fiz disso um hábito que se tornou uma espécie de meditação matinal. A arrumação é sempre igual, e eu presto atenção em cada etapa. Empilhei os travesseiros na poltrona que, junto ao apoio de pés, fica em frente à janela do quarto, e é onde às vezes me sento para ler. Tirei o edredom e o lençol. Em seguida, alisei o lençol de baixo e estendi de novo as cobertas, dando uma volta em torno da cama enquanto dobrava e ajeitava as extremidades, para só então dar uma sacudida nos travesseiros e devolvê-los ao seu lugar. Por último, peguei uma manta macia e quadriculada que minha gata adorava e a coloquei num canto da cama, como se fosse uma espécie de ninho, para ela se deitar. Com as cortinas abertas e a luz do dia invadindo o quarto, tive uma sensação de limpeza e acolhimento ali. Eu ainda tinha a manhã e a tarde inteiras para desfrutar, mas já estava pensando na hora de ir para a cama quando a noite chegasse.

Com as tarefas finalizadas e o dia chegando à sua hora mais quente e iluminada, decidi me agasalhar e sair para uma longa caminhada pela neve recém-caída. Depois de pôr um suéter e um casaco, calçar meias grossas e botas, vestir luvas, cachecol e gorro, saí pela porta dos fundos. Enquanto dava os primeiros passos, contemplei os montinhos de neve intactos, os cumes verdinhos dos velhos pinheiros e os galhos pelados dos bordos cobertos com mais de um palmo de neve. As caminhadas de inverno são lentas – avançamos com todo o cuidado e com um pouco de dificuldade, mas é o momento ideal para refletir e observar. Atravessei o quintal e segui por uma trilha bem demarcada em meio ao bosque cada vez mais denso. Ele começava no meu terreno e se prolongava pelas terras vizinhas, que eram públicas, então eu podia andar por um bom tempo em meio a árvores e vida selvagem. Eu me lembrei das caminhadas de inverno que minha família costumava fazer quando eu era criança. Havia um terreno desocupado no final da nossa rua, e atrás dele um descampado com alguns trechos de mato. Ainda que não ocupasse mais que o espaço de um quarteirão, aquilo me parecia uma terra mágica, um lugar que sempre poderia ser explorado. As crianças têm o poder de olhar para algo simples e corriqueiro e imaginar o extraordinário.

Eu sentia o corpo cada vez mais aquecido pelo exercício e respirei bem fundo o ar fresco, enchendo os pulmões. Os caminhos conhecidos pareciam novos sob a neve espessa; fiz algumas curvas e me desviei intencionalmente do percurso habitual, levando em conta que poderia seguir as pegadas das minhas botas se me perdesse. Caminhei ao longo de um riacho congelado que tinha só um fiozinho de água correndo e, após atravessar um trecho repleto de bétulas – as cascas brancas e rugosas harmonizando com o inverno branquinho –, cheguei a uma clareira.

Tive a sensação súbita de que ali havia algo que eu precisava ver, então me detive. Ele saiu bem devagar de trás das árvores na margem oposta da clareira: um veado, alto e elegante. Tive a impressão de que o animal havia me visto muito antes de eu reparar nele, mas confiou em mim e permitiu que eu o avistasse. Fiquei ali, apreciando boquiaberta sua beleza, e por um momento me esqueci de respirar. Então falei baixinho, com calma: "Lindo dia para um passeio." Ele balançou o rabo branco e abaixou a cabeça para farejar um fruto na neve. Imaginei que, assim como eu, ele estivesse feliz por ver o sol, e lembrei que todos nós temos o planeta em comum.

Eu o deixei fazendo sua refeição em paz e segui meus rastros pelo bosque até chegar de volta ao quintal de casa. A longa caminhada havia me deixado com fome, e eu já estava imaginando minha ida até a geladeira e colocando a mesa. Pisei firme para tirar a neve das botas e parei na entrada dos fundos, fazendo o processo inverso àquele que tinha iniciado a aventura da manhã. Fui até o quarto para trocar as roupas geladas por outras novas e quentinhas, e lá encontrei minha gata, deitada como uma rosquinha em seu canto da cama. Ela virou o pescoço num ângulo incrível, contorceu-se preguiçosamente de barriga para o alto e soltou um miado bem baixo. Deitei de lado em volta dela e lhe contei a história do veado que eu tinha visto na clareira do bosque. Comentei que ele já devia ter voltado para seu abrigo, protegido e quentinho junto dos amigos, e a gata ronronou. Foi ótimo caminhar no bosque e relembrar a sensação do ar fresco, assim como fazer o trajeto de volta e me abrigar no calor e no conforto de casa. O inverno ainda não tinha terminado, mas fazia sol e havia muito o que aproveitar enquanto esperávamos pela primavera.

Bons sonhos.

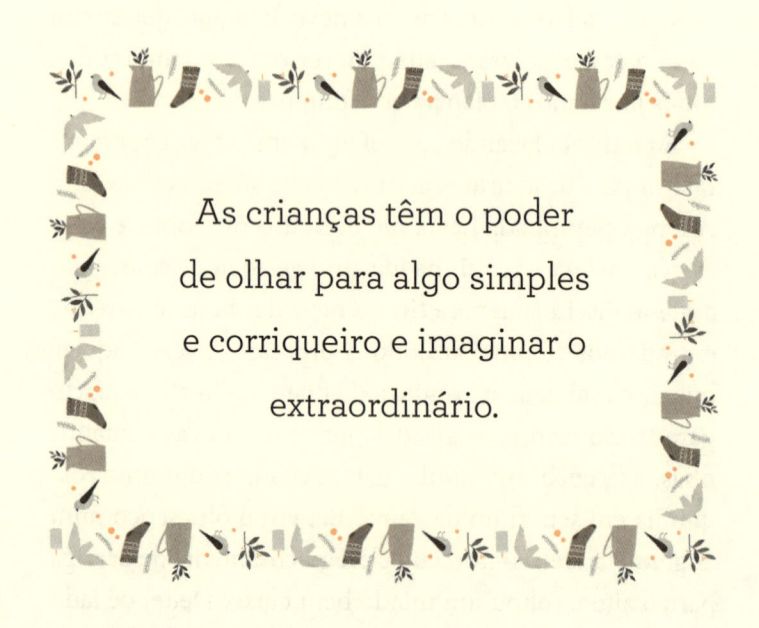

> As crianças têm o poder de olhar para algo simples e corriqueiro e imaginar o extraordinário.

MEDITANDO EM MOVIMENTO

· · · ·

Existem muitas formas de meditação. Você pode praticá-la do modo tradicional, sentando-se em uma almofada no chão, ou então se sentar em uma cadeira ou se deitar em qualquer lugar que seja confortável. Porém, é possível que em alguns dias você sinta vontade de acrescentar um pouco de movimento à meditação, sobretudo quando estiver com a cabeça a mil. Nessas ocasiões, experimente esta caminhada meditativa. Você pode fazê-la dentro de casa ou ao ar livre.

Encontre um espaço vazio de, digamos, três por cinco metros. Se houver privacidade pode ser melhor, uma vez que o exercício talvez pareça um pouco excêntrico. Caso você precise de alguma ajuda para se equilibrar, escolha um espaço em que possa caminhar tendo uma parede como suporte.

Comece ficando em pé, os pés alinhados com os quadris e uma distância de aproximadamente 20 centímetros entre eles. Levante os dedos dos pés, alongue-os até onde for possível e retorne à posição inicial. Desloque o peso levemente para a frente, a pelve na direção do arco dos pés. Se estiver com os pés livres, preste atenção na textura e na temperatura da superfície em que está pisando. Se estiver usando um calçado, sinta o peso dele sobre a parte de cima dos pés. Não faz mal se for bastante leve. Levante os ombros em direção às orelhas e inspire profundamente. Enquanto solta o ar pela boca, gire os ombros para trás, abaixando-os até que voltem à posição normal, e pare por um instante. Fixe os olhos num ponto um ou dois metros à frente. Antes de dar o primeiro passo, permaneça nessa posição por um minuto, percebendo as sensações do corpo. Às vezes, quando passamos muito tempo ruminando pensamentos, nos tornamos alheios ao que o corpo está sentindo. Quando meditamos com movimento, reaprendemos com a própria fisicalidade a sentir e a estar presentes.

Respire naturalmente e mantenha os olhos abertos, mas relaxados.

Vamos dividir o próximo passo em três partes. Talvez você nunca tenha andado tão devagar ou com tanta consciência quanto pede a proposta a seguir, mas esse exercício vai permitir que você de fato sinta o movimento de cada passo, e sentir é meditar.

Desloque o peso do corpo para o pé esquerdo e tire o calcanhar direito do chão.

Levante lentamente o pé direito até distanciá-lo alguns centímetros da superfície em que você está pisando e sinta o peso sobre o pé esquerdo. Andar de forma tão lenta requer maior equilíbrio, então sinta os músculos em volta do tornozelo e do joelho respondendo e sustentando o corpo.

Leve a perna direita à frente e ponha o calcanhar no chão a uma distância de um passo (aproximadamente 75 centímetros) do pé esquerdo.

Desloque o peso para o pé direito. Enquanto faz isso, levante o calcanhar esquerdo. Você voltou à primeira etapa.

Dê os próximos passos da mesma forma, com calma e atenção: desloque o peso, levante o calcanhar, pise, repita.

Enquanto caminha, retorne a atenção às sensações físicas do corpo toda vez que ela se desviar. Se você perceber que está fazendo julgamentos sobre essas sensações, pare por um momento e as classifique como simples "pensamentos"; volte a sentir o que o corpo está dizendo. Se você atingir um ponto em que precise dar meia-volta, vire-se com a mesma atenção cuidadosa que deu a cada um dos passos.

Pode ser útil programar um alarme para dez ou 15 minutos após o início do exercício (ou quanto tempo você desejar – em dias bonitos de sol, às vezes faço essa prática por uma hora, sentindo a grama debaixo dos pés e o vento na pele). Fazer isso evita que você precise ficar monitorando a duração do exercício.

Quando o alarme tocar, dê mais um passo e volte à posição inicial – pés lado a lado, na altura dos quadris. Mais uma vez, levante os ombros na direção das orelhas e inspire profundamente. Solte o ar aos poucos pela boca enquanto relaxa os ombros, girando-os e devolvendo-os à posição original.

Carregue com você essa porção de atenção plena, ou *mindfulness*, pelo resto do dia.

Uma nova página

Não sou fã de resoluções de Ano-Novo.

Afinal, por que esperar por um dia específico no calendário para começar algo novo? Ainda assim, gosto de refletir. Gosto de ter tempo para examinar um pensamento ou uma sensação, para escrever, desenhar e criar, para perambular e explorar. E o começo de um novo ano é sempre um momento apropriado para isso. Portanto, quando começo uma nova página na minha vida, faço isso num sentido mais literal do que figurado: abro a página de um livro novo, sigo um caminho diferente numa trilha, ouço outra faixa de um disco.

Daquela vez, meu novo começo estava diretamente ligado a uma nova agenda. Ainda gosto de ter uma agenda de papel, um lugar bonito onde possa escrever todos os meus planos. Gosto de ver uma semana ou um mês inteiros de uma vez, e definir os dias para cada coisa que pretendo fazer. A do ano anterior tinha sido preenchida por completo e, depois de 12 meses sendo carregada na minha bolsa, de onde saía e para onde voltava o tempo todo, ficou com as bordas da capa dura desgastadas e perdeu a fitinha de marcar os dias.

Sendo assim, alguns dias após a agitação do Natal, eu me vi diante de uma das minhas lojas preferidas, olhando as agendas na vitrine. Essa lojinha tem algumas das melhores coisas do mundo: diários e cadernos novinhos tomando prateleiras inteiras, esperando pelo momento em que você vai escrever seu grande romance neles, papéis com centenas de padrões e envelopes combinando com cada um deles, sinetes numa variedade incrível de cores e com todas as letras. Vende também calendários – alguns bobos, com imagens de gatos fazendo ioga, outros com lindas ilustrações de pequenos mundos adoráveis em que você pode se perder. Isso sem falar nas agendas.

Ao entrar, além da diferença de temperatura, senti o cheiro da loja, um misto de aroma de biblioteca com o de um ateliê de artes. Pensando melhor, o cheiro era idêntico ao da biblioteca da escola onde fiz o jardim de infância. Alguma vez um cheiro já incitou uma lembrança tão vívida que você precisou sacudir a cabeça para afastá-la? Lembrei-me do carpete azul carcomido da minha escola, das pilhas imensas de livros e do entusiasmo ao tentar imaginar o que cada um deles continha. Lembrei-me da vez em que tirei um livro velho de uma estante um tanto escondida para conferir, no pequeno cartão no interior da capa, quem havia sido a última pessoa a pegá-lo emprestado. A escola, bem pequena, era a mesma em que meu pai havia estudado na infância, e poucas linhas abaixo da primeira linha do cartão, numa letra infantil, estava o nome dele. Considerando o tamanho da escola, não acho que tenha sido uma coincidência tão grande assim pegarmos o mesmo livro, mas lembro que naquele momento fiquei de queixo caído, olhando à minha volta com os olhos arregalados e me perguntando se o universo estava tentando me dizer alguma coisa. A lembrança me fez sorrir, e decidi que, além da agenda, iria comprar um cartão para enviar ao meu pai.

Comecei a olhar as prateleiras, e, quando me dei conta, a minha cesta estava abarrotada de itens legais: o cartão do meu pai, um calendário para colocar na parede da cozinha, uma caixinha de lápis (mal podia esperar para apontá-los) e folhas de papel para origami, além da minha agenda nova, que era exatamente o que eu estava procurando e, de quebra, ainda tinha um compartimento na parte de trás para guardar papéis avulsos e páginas de adesivos. ("Será que já passei da idade de gostar de adesivos?", pensei. Óbvio que não!) O último item da cesta seria um diário. Eu já tinha tantos que havia decidido não

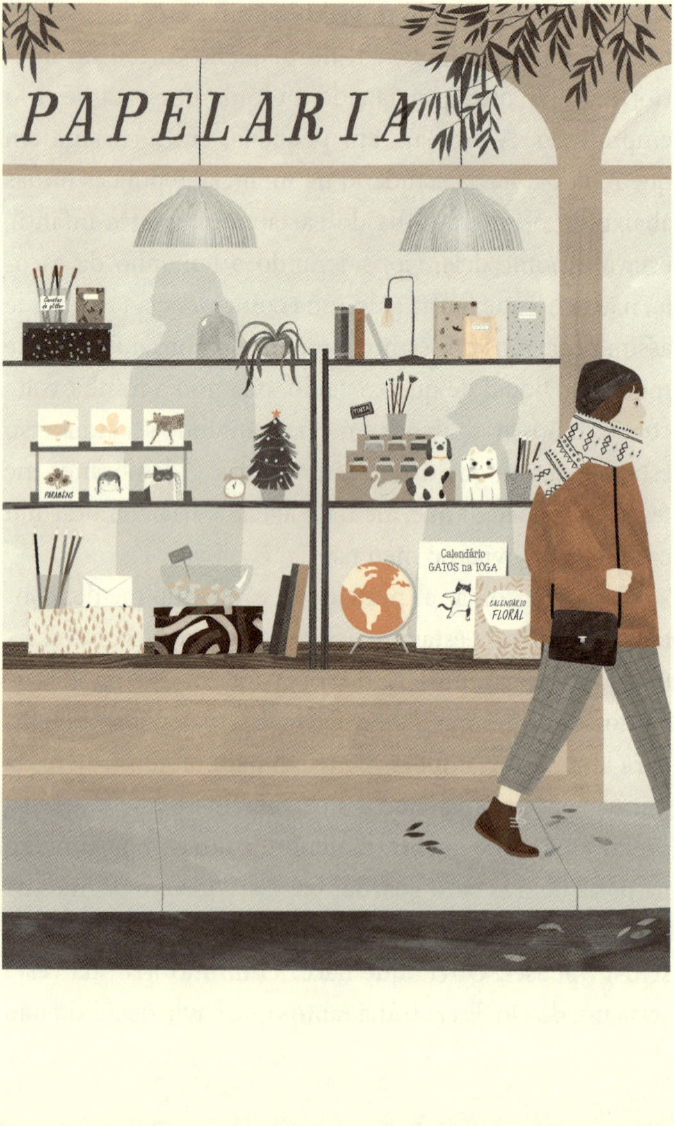
PAPELARIA
PARABÉNS
TINTA
Calendário
GATOS na IOGA
CALENDÁRIO
FLORAL

comprar mais nenhum até que terminasse de preencher os antigos – por isso, escolhi só um.

Uma pessoa simpática me atendeu no caixa e pôs todas as minhas compras numa sacola. Depois de retornar ao frio invernal da rua, pensei nos projetos que podia pôr em prática no novo ano e andei alguns quarteirões absorta, com essas ideias pulsando na mente. Passei por uma lanchonete com mesas que davam para a rua e vi que uma delas, distante da porta, estava livre – perfeita para mim. Entrei e apontei para ela, e uma garçonete fez sinal para que eu me sentasse. Pedi uma xícara de café e coloquei a agenda nova sobre a mesa de fórmica. Em seguida, peguei a antiga na bolsa, além de um lápis e um apontador. Um ano antes, eu tivera um momento igual àquele – a troca da guarda. Escrevi meu nome e o número do celular na capa da nova agenda e, depois de sentir as páginas lisas, folheei algumas delas, anotando aniversários, compromissos e ideias.

A garçonete, que veio à mesa para encher a minha xícara, sorriu ao ver os cadernos e folhas espalhados. "Nada melhor que uma agenda nova no Ano-Novo!", disse ela. Eu concordo. Ela voltou para as suas tarefas, e eu fiquei preenchendo o cartão do meu pai enquanto bebia sem pressa o café. Também dei uma olhada no calendário de parede, encantada com as ilustrações. Avancei até o Dia de Ação de Graças e o Natal do ano seguinte, conferindo o dia da semana em que cairiam, como se eu estivesse me programando para aquelas datas tão distantes. Acho que, na verdade, o que eu estava fazendo era inventar motivos para sonhar com o próximo ano.

Quando começou a escurecer, recolhi as minhas coisas. A garçonete trouxe a conta, e, enquanto pegava alguns dólares na carteira, voltei a pensar no momento em que encontrei o nome do meu pai naquele livro na biblioteca, anos e anos atrás. Na ocasião, senti como se tivesse recebido um presente. Peguei o diário – aquele que eu quase não comprei –, pus uma cartela de adesivos entre as páginas e o deixei junto do dinheiro antes de sair. Na conta, escrevi: "Feliz Ano-Novo!"

Bons sonhos.

Uma noite em casa

Pequenos flocos de neve pareciam dançar ao sabor da brisa – lindos, como se fossem de renda, caíam tão devagar que eu quase conseguia ver cada um deles separadamente.

Eu estava numa esquina esperando o sinal fechar quando um floco grande e delicado pousou na minha mão. Observei sua teia simétrica, seus ramos cristalizados. Uma vez li que os flocos de neve crescem em torno de uma partícula de poeira. Isso quer dizer que são como pérolas, que nascem de um grão de areia? Gosto dessa ideia – flocos de neve sendo pérolas do inverno, que caem do céu. Enquanto eu observava, aquela coisinha branca que pouco antes exibira um desenho perfeito na minha luva derreteu e sumiu. Essas pérolas duram apenas alguns instantes, e é preciso ser rápido para vê-las antes que desapareçam.

Quando o sinal fechou, atravessei de uma esquina para outra, recolhendo mais flocos no caminho, com as mãos e os cílios. Parei na entrada da loja que eu havia planejado visitar e, depois de bater a neve dos ombros e das bochechas, abri a porta pesada da entrada. Eu tinha descoberto esse lugarzinho alguns anos antes e na mesma hora me apaixonei pelos produtos. Desde então, me tornei cliente fiel. A loja vendia somente especiarias. As paredes eram tomadas de prateleiras com grandes potes de vidro, um ao lado do outro, cada um com um ingrediente potente e precioso, colorido e aromático. O cheiro lá dentro tinha diversas camadas, e para apreciá-lo melhor distribuí bem o peso do meu corpo entre os pés, fechei os olhos e respirei fundo. Senti o perfume suave e floral da lavanda e das ervas da Provença. A camada seguinte era mais quente, com canela em pau e cardamomo. Mais abaixo, estavam complexas misturas de curry, o aroma metálico da cúrcuma. No fundo daquela longa tragada, senti o cheiro de pimentas, forte, picante e estimulante.

Eu tinha uma lista dos ingredientes de que precisava – eram para uma receita –, mas eu sempre reservava um tempo para dar uma olhada em novos condimentos e escolhia um deles para levar para casa. Passeava pelos corredores, correndo o dedo pelos rótulos dos potes – gostava de alguns dos temperos somente pelo nome, como o grão-do-paraíso, que vem da África Ocidental e, embora seja parente do gengibre, tem gosto de cardamomo. Ou então o pólen de funcho, que, de acordo com o rótulo, pode transformar qualquer receita simples num prato extraordinário. Abri um vidro de amchur, um pó feito a partir de mangas verdes desidratadas e moídas que é usado por sua acidez. O cheiro é forte e frutado, e também ressoa a poeira; pus a tampa de volta e continuei dando uma olhada nos frascos. Havia bagas de zimbro que amadureciam por três anos antes de serem colhidas, pápricas defumadas de um vermelho extravagante, pistilos graciosos de açafrão. Havia também um tempero chamado erva-de-bispo, e sementes de cominho preto e um vidro bem grande de folhas de limão *kaffir*. Eu tinha lido sobre elas, usadas para dar sabor a sopas e refogados, e decidi que seriam o novo tesouro da minha cozinha.

Depois de escolher a novidade da vez, retirei a lista de compras do bolso e fui atrás das especiarias de que precisava para preparar o meu *chai* preferido. Eu já tinha testado várias receitas desse tipo de chá, até que por fim cheguei à minha favorita – era ao mesmo tempo doce e picante, e de um jeito que aquecia o meu corpo por inteiro em dias de neve como aquele. Em casa eu já tinha o gengibre fresco, a canela em pau e o cravo-da-índia – estavam garantidos! –, mas precisava de cardamomo, pimenta-do-reino, anis-estrelado e algumas sementes de noz-moscada. Enquanto punha os ingredientes em saquinhos de papel, selando com cuidado cada um, pensei na coleção de potinhos de geleia e mostarda que estavam lavados e secando no escorredor da minha casa, esperando para receber as novas especiarias. Com as compras embaladas e pagas, e depois de inalar uma última vez aquele ar exótico e temperado, voltei para a neve.

Ela estava encorpando. Os flocos levinhos e preguiçosos haviam se transformado numa cortina densa, cujo branco recobria as calçadas e encimava as placas de trânsito. Puxei o cachecol um pouquinho para cima, o gorro um pouquinho para baixo, e percorri o caminho de volta até o carro. As ruas estavam começando a ficar escorregadias, e segui devagar pelas avenidas até chegar à entrada de casa. Eu ia ter que reservar umas horinhas para retirar a neve, pensei. Dentro de casa, deixei as especiarias na bancada da cozinha e, ao pendurar o casaco junto à porta, olhei para o lado de fora e vi a neve caindo com intensidade sobre as casas da vizinhança. Decidi que ia passar a noite em casa. Era muito boa a sensação de ver a neve cobrindo os telhados enquanto eu estava no abrigo quentinho de casa, sem precisar sair de novo.

Tive a ideia de preparar uma sopa bem quente, temperada com as folhas de limão que eu havia comprado. Eu também colocaria nela *noodles* de arroz, tirinhas finas de legumes e algumas gotas de óleo de gergelim. Mas antes de tudo, ia colocar as especiarias novas nos potinhos e preparar um bule de *chai* para beber enquanto me dedicava à sopa. Sou dessas pessoas que acreditam que as tarefas corriqueiras, como cozinhar ou limpar a casa, podem ser bastante divertidas se feitas com alguma graça – acenda uma vela, sirva-se de uma bebida, ponha uma música para tocar, ou um filme que você adora para assistir a algumas cenas, e desfrute do prazer de calmamente dar conta de uma tarefa do começo ao fim. Acendi uma vela e escolhi um disco. Vesti o avental, separei as especiarias, joguei-as no bule. Quando o *chai* estava fervendo e criando uma leve espuma, e as folhas do chá Darjeeling já estavam em infusão havia tempo suficiente, servi uma xícara e levei-a até a janela da cozinha, de onde podia ver o dia escurecendo, o sol se pondo entre as nuvens e os flocos de neve caindo sobre as árvores. Fixei bem os pés no chão, como havia feito na loja. Levando a xícara ao nariz, respirei fundo o delicioso aroma doce e picante da mistura de especiarias, para só então beber um gole bem demorado.

Bons sonhos.

Amor às palavras

Quando criança, ganhei um caderno.

Era pequeno, quase quadrado, e por pouco eu não conseguia guardá-lo no bolso da minha calça. A capa era dura e revestida de veludo, e as páginas pautadas eram sedosas ao toque. Um pequeno lápis dourado pendia de uma fitinha. No início, tive receio de escrever nele – era tão delicado que eu ficava com medo de estragar as páginas se fizesse algo errado. Passei um bom tempo apenas levando-o para onde quer que eu fosse, passando-o do bolso do casaco para a mochila, da mochila para a mesa de cabeceira, até que percebi que aquilo era uma tolice: assim como os brinquedos querem ser usados e as árvores escaladas, o caderno queria que eu escrevesse nele.

Comecei narrando acontecimentos do dia a dia. Escrevia sobre as brincadeiras no parque, sobre os sapatos novos que eu só deveria usar em ocasiões especiais, mas que de vez em quando calçava às escondidas para uma apresentação de dança em volta da cama. Escrevia sobre os mergulhos na colônia de férias, sobre as festinhas de aniversário e sobre a fantasia do próximo Halloween. Não demorou para o caderno ficar todo preenchido, e logo o troquei por um novo. Nele, estavam registradas as noites na casa de amigos, as aulas de ciências e a primeira vez que tive o coração partido. No caderno seguinte, contei do meu primeiro trabalho, dos amigos novos que havia feito e dos festivais de verão a céu aberto, a que assistíamos em cima de cobertores.

Sempre que eu completava um caderno, guardava-o na prateleira e começava a escrever no próximo. Mantive esse hábito durante muitos anos, e agora o meu quarto tinha uma estante especial para os cadernos, onde eles ficavam arrumados em fileiras bem alinhadas, aquele primeiro diário de veludo em destaque.

Ao longo dos anos, passei por muitas fases, ora escrevendo sobre acontecimentos do dia a dia – quem fez tal coisa e onde e quando –, ora dando mais atenção aos livros que eu estava lendo e às ideias que passavam pela minha cabeça. Também já mantive um livro de receitas, em que registrava todas as que testava, além de anotar o nome de quem as tinha provado comigo e o que conversamos durante a refeição. Em outro caderno, escrevi todas as memórias de infância da minha avó, colando junto fotos que ela havia me dado, com datas e nomes anotados nas bordas. Outro foi preenchido com desenhos esforçados porém malfeitos que eu nunca havia mostrado a ninguém e provavelmente jamais vou mostrar. Essa era a melhor parte de ter todos aqueles cadernos na estante – eles não precisavam ter uma utilidade. Eram uma exclusividade minha, eram escritos por prazer, sem qualquer outra função.

Um dia, encontrei uma palavra que define bem essa ideia e acabou servindo de inspiração para o meu volume seguinte. A palavra é "autotélico", um adjetivo que descreve as atividades criativas que não têm nenhum propósito para além de si mesmas. Depois de registrá-la na primeira página do meu novo diário, resolvi que ia dedicá-lo às minhas novas palavras preferidas e aos seus significados. O plano me motivou a explorar novos lugares e situações, para que depois pudesse encontrar palavras para descrevê-los.

No celeiro de uma vinícola que visitei, vi barris de vinho sendo alçados até o sótão para serem armazenados. Mais tarde, escrevi: "*Sarilho* é o cilindro em que se enrola uma corda para subir ou descer um objeto pesado, e o verbo *sarilhar* indica a ação de prender a corda. Portanto, você pode sarilhar um sarilho."

Depois de assistir a um documentário sobre anatomia e descobrir que o pequeno corredor entre o nariz e o lábio superior se chama *philtrum*, escrevi: "Toda vez que eu sentir a respiração passando pelo *philtrum*, vou pensar em 'filtro dos lábios', que me faz imaginar que ali as coisas boas são separadas das ruins."

Enquanto cuidava do vaso de suculentas na janela da frente de casa, pensei que até mesmo as plantas precisam de uma temporada de repouso e sonolência, e anotei: "*Quiescente* significa quieto e inativo, e é bom para tudo e para todos de vez em quando."

Quando uma nevasca cobriu as ruas e eu, de pé em meio a pequenos montes de neve, percebi que o barulho habitual da vizinhança havia desaparecido, incluí a palavra *circum-ambiente*, que quer dizer "aquilo que envolve e cerca por todos os lados".

Certa vez, li um livro de poemas que usava uma linguagem bonita e rebuscada para descrever coisas corriqueiras. "*Adoxografia*", escrevi, "é a arte de contar o simples com palavras belas".

Encontrei várias palavras adoráveis em outras línguas que não têm equivalentes em inglês e fiquei contente em acrescentá-las à lista.

Passei um dia num abrigo de animais, levei os cachorros para passear e entretive os gatos com uns ratinhos de brinquedo presos a barbantes. Uma das gatas tinha acabado de ter uma ninhada de filhotes cinza com manchas pretas. Peguei aqueles corpinhos felpudos no colo e os aconcheguei em meu pescoço. Mais tarde, escrevi sobre a palavra "gigil", que em filipino significa "desejo incontrolável de apertar algo fofo".

Em outra ocasião, fui com a minha irmã assistir a uma apresentação da filha dela, que tocava viola na orquestra da escola. No momento em que minha sobrinha começou seu solo, o som do arco deslizando sobre as cordas ressoou lindamente pelo auditório, e minha irmã apertou a minha mão e sorriu, vertendo lágrimas de orgulho. Mais tarde, descobri uma palavra para essa situação e a incluí no caderno. "*Naches* é um termo iídiche que significa 'alegria alheia', que é o que as pessoas sentem quando veem o sucesso de alguém que se ama."

Essas palavras são tão úteis que eu achava um pouco frustrante não termos uma versão delas em nossa língua, e fiz uma pequena campanha entre amigos e familiares para que adotássemos algumas. Entre elas estavam a expressão italiana *l'altro ieri*, que significa "o outro ontem", mas que é usada para indicar o dia antes de ontem, e o termo georgiano *zeg*, que significa o dia depois de amanhã. Quando eu estava fazendo balas de caramelo salgado para as festas de fim de ano e cheguei ao equilíbrio perfeito de sabores, bati uma mão na outra e disse *lagom*, uma palavra sueca que quer dizer algo como "nem de mais, nem de menos".

O caderno estava quase todo preenchido, e eu logo o colocaria na estante junto dos outros. Ainda restava uma última página, com espaço para mais uma palavra.

Eu tinha passado o dia inteiro de cama, e só me levantei quando ouvi alguém bater de leve na porta. Uma pessoa da vizinhança, ao ficar sabendo que eu estava doente, havia preparado uma panela grande de sopa e a trouxe para esquentar no meu fogão. Além da sopa, trouxe um saco de pequenas laranjas e uma caixa de chás para a minha dor de garganta. Ela não ficou muito tempo: depois de me servir uma tigela de sopa, foi embora e me deixou jantar e descansar com tranquilidade.

Abri o caderno pensando numa palavra da língua zulu, difícil de definir em inglês, mas que compreende as ideias de compaixão e humanidade compartilhada, a ideia de que *eu* sou porque *nós* somos. Tomei uma colherada de sopa enquanto pensava que ajudar uns aos outros é a coisa mais humana que podemos fazer. *Ubuntu*, escrevi. "Não é possível ser humano sozinho."

Bons sonhos.

Um pouco de romance

Eu estava na rua num dia ensolarado de inverno.
Fazia frio, e a neve ainda cobria o chão do parque e formava montinhos ao redor das árvores no bulevar, mas havia uma atmosfera de frescor e novidade. Não estávamos mais cabisbaixos, encolhidos para nos esconder sob nossos casacos, nem entrando em cada loja que avistássemos para fugir do frio. Pela primeira vez em alguns meses, estávamos passeando – caminhando sem pressa, pegando sol no rosto e sentindo pequenos indícios da primavera. Por "nós" quero dizer todos os que tínhamos saído na rua aquela manhã. Eu estava só, mas ao mesmo tempo não estava. O sol fazia com que sorríssemos ao cruzarmos uns com os outros, cientes de que estávamos todos pensando a mesma coisa: "Que sensação boa!"

Percorri a rua principal, as mãos afundadas nos bolsos do casaco, e virei numa transversal que levava ao parque.

Ainda faltava um pouco para a hora do almoço, e eu não tinha o que fazer até lá. Parei na entrada do parque para dar uma olhada numa banca de jornal. Deparei com uma revista que tinha fotos de cordilheiras na América do Sul e de cidades movimentadas no Japão. Em outras páginas, viam-se campos floridos e desertos gelados à noite. Comprei essa revista e uma outra de palavras cruzadas e, depois de guardá-las na bolsa, segui para dentro do parque.

Pouco adiante, o caminho contornava um pequeno lago, que ainda estava coberto de gelo. Era possível fazer a volta inteira em poucos minutos, mas resolvi parar na metade do trajeto e me sentar num banco iluminado pelo sol. Alguns gansos, sem ligar para a água congelante, nadavam nas porções derretidas da superfície do lago. Sorri ao reparar nas patas cor de cimento e nas penas pretas do pescoço. Eu estava segurando as abas do casaco para me proteger da brisa quando olhei para baixo e vi, entalhado no assento do banco, um coração levemente torto. Corri o dedo sobre o risco na madeira, tentando imaginar onde M e L estariam agora. Será que eles ainda escreviam as iniciais dentro de coraçõezinhos? Eu preferia pensar que sim – talvez já fossem adultos e caminhassem de vez em quando pelo parque. Talvez, ao se sentarem naquele banco e depararem com o coração, relembrassem o começo do amor. Se fosse o caso, era melhor deixar o banco desocupado.

Pendurei a bolsa no ombro e concluí a volta no lago, indo em seguida para um pequeno café que eu costumava frequentar. O ar quente dentro daquele ambiente me fez perceber que eu estava com frio, e pedi um minestrone, uma sopa quente de tomate cheia de macarrão e legumes. Depois de me aquecer com ela, pedi uma xícara de chá e tirei do bolso do casaco um biscoito que havia comprado mais cedo numa padaria – quis mergulhá-lo no chá. Pensei de novo em M e L, em amor e romance, e, ao abrir a carteira para pagar a conta, tirei do lugarzinho secreto atrás do cartão da biblioteca uma velha foto dobrada. Tinha sido tirada alguns anos antes numa cabine de fotos num calçadão. Dividida em quatro pequenos retângulos, a foto mostrava dois rostos – bochechas coladas, olhos nos olhos, um beijo e, por último, uma risada espalhafatosa. Lembrei que, em italiano, uma relação amorosa é às vezes descrita como uma história que se cria com outra pessoa, e pensei na minha própria sorte. Cada história que eu havia criado me tornara uma pessoa um pouquinho melhor – um pouco mais sábia, compreensiva e amorosa. Dobrei de novo a foto, devolvi-a ao seu lugar na carteira e fui embora do pequenino café.

As ruas estavam cheias por causa do horário de almoço, e, enquanto eu seguia em frente me esquivando das pessoas que olhavam vitrines ou andavam sem pressa, vi um grupo de crianças que pareciam estar matando aula. Algumas delas, de peito estufado, olhavam à sua volta para ver se alguém tinha notado como já eram crescidas, ao passo que outras, de cabeça baixa, faziam de tudo para não serem flagradas comprando ingressos de cinema.

O céu ainda estava claro, e pensei em caminhar um pouco mais para fazer compras ou, quem sabe, visitar um amigo que morava ali perto. Contudo, lembrei-me da revistinha de palavras cruzadas e da revista com fotos de paisagens do mundo inteiro. Pensei no modo como o sol da tarde ilumina a mesa da cozinha do meu apartamento e na sensação de trocar um par de botas por um de pantufas. Tomei o caminho de casa.

Ao passar em frente à livraria, vi que a dona estava com dificuldades de sair da loja com um carrinho de livros, então parei para segurar a porta para ela.

– Vendas ao ar livre, já? – perguntei.

– O sol está de volta – respondeu ela, sorrindo.

Ajudei a empurrar o carrinho até a calçada e a trocar alguns livros de posição para que os títulos ficassem visíveis. Fazendo um gesto com a cabeça, ela indicou as caixinhas de correspondência na entrada do meu prédio.

– Acho que chegou alguma coisa para você.

Hum, ela tinha razão: a porta da caixinha estava um pouco aberta, e dava para ver que havia algo lá dentro. Eu me aproximei e terminei de abri-la, e logo estava segurando uma caixa vermelha em forma de coração. Abri um sorriso um pouco encabulado enquanto eu a abria para descobrir uma porção de chocolatinhos embrulhados em papel vermelho. Como senti que estava corando, agradeci rapidamente e entrei.

Bons sonhos.

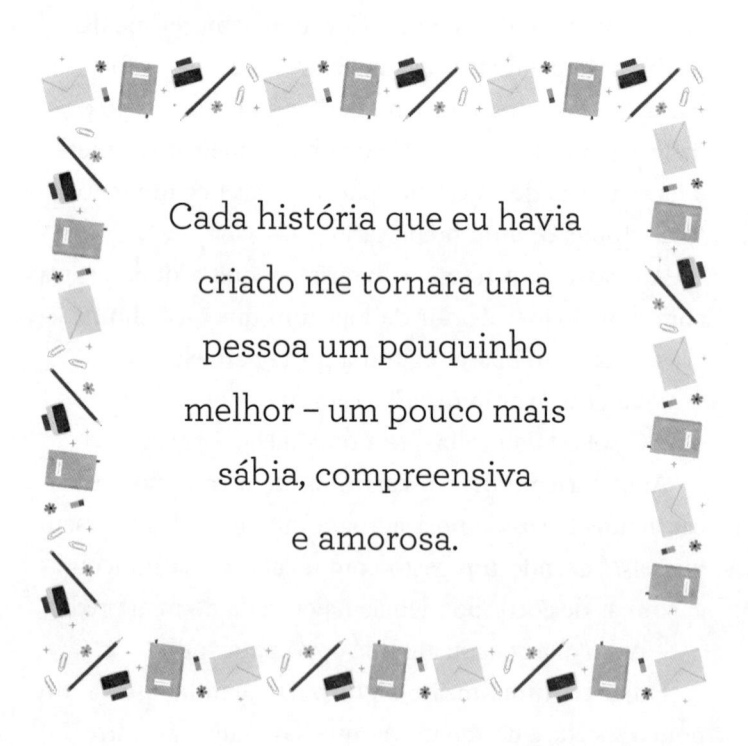

> Cada história que eu havia criado me tornara uma pessoa um pouquinho melhor – um pouco mais sábia, compreensiva e amorosa.

Luz e neblina

Era um dia de neblina, e as luzes dos postes, ainda acesas da noite anterior, formavam bolsões de névoa amarela sobre as ruas.

Eu estava a caminho de uma das minhas cafeterias preferidas, minhas galochas fazendo espirrar as poças de neve derretida. O tempo úmido e cinzento vinha me deixando melancólica, mas eu havia feito um plano para levantar o ânimo, e beber um café gostoso era apenas sua primeira etapa (ainda que uma etapa muito importante). Esse lugar, com paredes de tijolos e madeira de demolição, ficava num espaço pequeno e de formato curioso, encaixado na parte da frente de um prédio movimentado. Para beber, eram servidos somente alguns chás e cafés, e em uma vitrine no balcão viam-se muffins, cookies e fatias de bolo, todos protegidos em redomas.

Um sininho soou quando abri a porta, e entrei na fila

atrás de uma garotinha de gorro vermelho que estava de mãos dadas com a mãe. Ela se virou e olhou curiosa para mim, estava com os olhos e a boca bem abertos. Ela tinha faltado à escola e estava observando o conturbado mundo dos adultos, o que raramente tinha a oportunidade de fazer. Sorri, e ela, tímida, se virou bruscamente para a frente. Imaginei que tivesse perdido as aulas por ter ido ao médico ou ao dentista e que agora ia ganhar um lanche como recompensa. A mãe pediu para ela um chocolate quente – não muito quente – e um dos cookies das redomas. A menina carregou o biscoito com convicção até uma mesinha no canto do salão, onde se sentou para esperar pela bebida, e apontou para um cachorro que passeava com o dono na rua, gritando para a mãe que ele tinha pintinhas e uma coleira vermelha igual à da sua gata. Eu já estava me sentindo melhor.

Quando chegou a minha vez, pedi um expresso simples e fui aguardar no local onde as bebidas eram preparadas. Adoro uma boa e demorada xícara grande de chá ou de café, mas o sabor encorpado de um expresso italiano bem-feito tem o poder de derrotar qualquer desânimo e me fazer imaginar um dia ensolarado na primavera da Campânia. E o expresso desse pequeno café era muito bem-feito. Era servido numa pequena xícara branca, um recipiente tão pequeno que dava para pouco mais que três goles. Vinha com uma colher ridiculamente pequena para misturar o açúcar, além de um minicopo de água com pouco gás. A xícara tinha acabado de ser aquecida, e, quando a levantei para sentir melhor o aroma do café, a cerâmica morna esquentou meus lábios. Primeiro, apreciei o cheiro de olhos fechados. Em seguida, dei um gole bem lento, deixando o café passar bem devagar pela boca antes de engolir. Era escuro e intenso, mas sem ser amargo demais ou queimado, e senti que, enquanto saboreava aquela bebida quente, eu ganhava novo vigor. Depois de beber o copinho de água, deixei um dólar na caixa de gorjetas e voltei para a neblina.

Avaliei o andamento do meu plano: até ali estava indo muito bem. Eu havia tomado um café delicioso e testemunhado a reação de uma garotinha ao avistar um cachorro. Pensei em seus olhos se arregalando, em suas pernas balançando de entusiasmo embaixo da mesa, em como sua voz parecia sorrir enquanto ela gritava para a mãe. Minha disposição já era outra.

A próxima etapa do plano me levou até o parque, que estava encharcado naquele dia. Passei pelos patos que se movimentavam de um lado para outro e contornei o pequeno anfiteatro, onde no verão anterior eu havia assistido a shows de música, para chegar a um lugar muito especial – encontrar um desses no meio da cidade parecia um milagre. Era um orquidário, com um teto arredondado de vidro que me fez lembrar as redomas da cafeteria. Antes de entrar, parei e olhei ao redor, admirando o modo como a neblina espessa aderia aos troncos das árvores. Por um momento, pensei nela como um imenso xale que eu estivesse arrastando pelo parque – será que na verdade eu estava? Ignorei o pensamento e puxei a porta pesada de vidro, sentindo na mesma hora um ar quente e úmido beijar meu rosto e meu pescoço.

Eu sabia, pois tinha contado na minha última visita, que aquele lugar abrigava mais de cem variedades de orquídeas. Fechei os olhos e senti o cheiro de terra úmida e o forte aroma de baunilha das flores. Pendurei o casaco num gancho ao lado da porta e comecei a caminhar pelos corredores cheios de flores. O ar úmido e quentinho era agradável aos pulmões, e as diferentes formas e cores das orquídeas, cada uma com seu tipo de caule e de pétala exuberante, afastavam qualquer pensamento que eu pudesse ter naquela hora. Eu apenas olhava, apreciava e me esforçava para não encostar em nada. Ia lendo os nomes enquanto avançava, pronunciando-os devagar para tentar memorizá-los. *Masdevallia. Brassavola nodosa. Maxillaria. Vanda coerulea. Psychopsis* e *Rhynchostylis.*

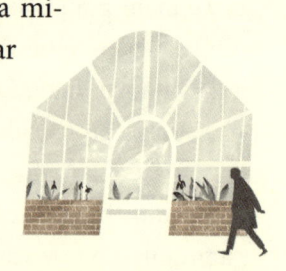

Alguns anos antes disso, eu tinha uma amiga que amava orquídeas. Ela já era bem idosa e estava nos últimos anos de vida. Sempre que eu a visitava, ela me levava para ver sua coleção de orquídeas e, enquanto me contava sobre elas, admitia que nunca tinha dominado a arte de mantê-las vivas após a queda das primeiras flores.

"O que posso fazer?", dizia, gesticulando. "Eu amo essas flores. Vou continuar comprando mudas novas enquanto eu viver."

E continuou mesmo. Pensei que ela teria adorado aquele lugar e tentei enxergar as flores por ela, como se ela pudesse, por meio dos meus olhos, sentir o mesmo prazer que eu estava sentindo.

Do lado de fora do orquidário, enquanto fechava o casaco até o pescoço para me proteger do ar gelado, notei que a neblina estava indo embora. O dia estava mais claro, o céu tinha um toque de amarelo. Pus as mãos nos bolsos do casaco e encontrei em um deles um hidratante labial de menta e no outro uma caixinha de balas de canela. Refleti sobre algo que havia aprendido com a minha amiga: a importância de presentear a si mesmo com pequenos prazeres capazes de tornar o dia um tantinho mais agradável. Uma xícara de expresso, um par de galochas fazendo espirrar as poças da rua, um sabor de menta nos lábios hidratados – e um dia como aquele, planejado para levantar o ânimo.

Eram muitos os pequenos prazeres a serem desfrutados, ainda que esperássemos os primeiros botões da primavera.

Bons sonhos.

Viagem de férias

Tínhamos tudo agendado desde o fim do verão, pois sabíamos que no auge do inverno precisaríamos de férias.

Seria uma fuga do frio cortante e do céu cinzento para um lugar quente e ensolarado – onde poderíamos sentir a brisa do mar, ouvir o canto dos pássaros, repousar em redes presas a troncos de palmeiras. Na semana anterior à da viagem, eu estava como uma criança nos últimos momentos da última aula antes das férias de verão: fazendo de tudo para os dias passarem depressa, riscando-os do calendário antes de dormir, cumprindo pequenas tarefas, como arrumar as malas e esvaziar a geladeira, com todo o entusiasmo do mundo.

Demos fim às sobras de comida fazendo refeições um pouco atípicas: uma xícara para cada do pouco de sopa que restava; rabanadas para aproveitar as fatias de pão; uma salada feita com pouco mais do que alguns tomatinhos que eu podia jurar que já tínhamos comido e, para a sobremesa, todas as bananas que conseguimos engolir. Não nos importamos com esse menu excêntrico. Rimos até, e brindamos com o restinho de vinho da geladeira, que só enchia metade das taças.

Quando o dia chegou, acordamos cedo, bocejantes e com olhos pesados. Nós nos vestimos em silêncio e levamos as malas para o carro. Um longo dia de viagem se seguiu, pontuado por piscadelas que trocávamos, um sinal secreto que queria dizer: "Ei, estamos de férias!" Sorríamos.

Quando nos demos conta, já estávamos desembarcando e dando aquele delicioso primeiro passo no calor úmido de um lugar novo. É uma das maravilhas do mundo moderno: acordar em um lugar, em uma estação, em uma parte da Terra, e poucas horas depois chegar a outro que não guarda sequer um pingo de semelhança com aquele de onde se saiu.

Logo nos acomodamos num quarto com vista para o mar. Tinha uma cama espaçosa, com travesseiros altos e lençóis branquíssimos, e uma varanda, que deixamos aberta para que o som das ondas invadisse o ambiente. Com os braços entrelaçados, nos inclinamos para ver o mar e, ainda com os suéteres e as calças jeans do mundo gelado em que havíamos acordado, admiramos a extensa faixa de areia da praia. Que sensação boa a do início de uma temporada de férias! Os dias se estendiam à nossa frente, e tudo que precisávamos fazer era preenchê-los com descanso e diversão –

livros, mergulhos e caminhadas na praia. Eu estava, de fato, vibrando de empolgação. "Quem chegar à água por último é a mulher do padre!", eu gritava, dando a largada, e só o que importava era achar no meio de nossas coisas o protetor solar, as roupas de banho e os chinelos. Adeus, agasalhos!

Rapidamente estabelecemos uma rotina. Dormíamos sem hora para levantar, pedíamos uma garrafa de café, um prato de frutas e algumas torradas, e tomávamos o café da manhã na varanda, com os pés apoiados na grade. Depois, era hora de trocar de roupa e sair para uma longa caminhada na areia. Andávamos de mãos dadas, ora conversando, ora não, mas sempre com os pés descalços na beira da água. De vez em quando, fazíamos uma parada para olhar as ondas e observar as famílias nadando, os peixes saltando e os pássaros dando mergulhos no mar. Logo íamos atrás de uma sombra e algo para beber antes de devorarmos mais um livro. Quando o calor tomava conta de nós, era hora de entrar no mar de novo, para boiar, nadar ou simplesmente brincar de jogar água para o alto, até que a fome ou a sede apertassem ou tivéssemos vontade de nos esticar sob o sol. No fim da tarde, de volta ao quarto, tomávamos uma chuveirada gelada, para lavar a pele corada e cheia de sal. Então nos estirávamos nos lençóis limpinhos e, por mais inacreditável que fosse, dormíamos pela terceira ou quarta vez no dia.

Vez ou outra, fazíamos certo esforço e vestíamos roupas

mais arrumadas para jantarmos num salão ao ar livre, onde nos divertíamos provando pratos da culinária local, bebendo vinho e dançando lentamente, de rosto colado, sob pequenas lâmpadas que iluminavam a noite mormacenta. Às vezes, pedíamos algo para comer no quarto mesmo e, com a cabeça e os pés apoiados em travesseiros, assistíamos à TV ou escutávamos o som das ondas quebrando na praia.

A semana estava se aproximando do fim, e eu me sentia com um novo vigor. A ideia de mais algumas semanas de neve já não me soava tão mal agora que eu havia reabastecido a memória com as sensações de aquecimento e de cansaço gostoso provocados pelo sol. Em casa, logo veríamos os pássaros voltando a fazer ninhos, os rios crescendo com o degelo da primavera e, dali a aproximadamente um mês, os primeiros brotos de narcisos e açafrões rompendo da terra escura. Pouco depois, os ruibarbos começariam a aparecer nas barracas da feira, e iríamos folhear os catálogos de sementes e planejar o jardim. Pensei que seria ótimo voltar a dormir na nossa cama, assim como lavar e guardar as roupas da viagem.

É muito bom ter um lugar para onde escapar nas férias, para que por uns tempos possamos abandonar o dia a dia e transgredir todas as regras. Também é ótimo ter um lugar agradável – ainda que de maneira bem diferente – para onde voltar.

Bons sonhos.

Um dia de inverno visto da janela

Da janela da sala, eu tinha visto aquela que provavelmente seria a última nevasca do inverno.

A neve havia caído em densas camadas. Eu achava que àquela altura estávamos todos prontos para a primavera, mas não demorei a me acostumar com a ideia de passar por mais um dia típico de inverno – veríamos os flocos caindo com seu charme silencioso, passaríamos mais uma tarde fazendo bolas de neve para construir bonecos e pela última vez desceríamos a colina do parque de trenó.

Eu não sabia se teria disposição para andar de trenó, mas eu já achava diversão suficiente ver do conforto da minha sala de estar, com meias grossas nos pés e uma chaleira começando a apitar no fogão, um grupo de crianças agasalhadas até o nariz puxando por cordinhas pequenos trenós de brinquedo pelas ruas da vizinhança. Mesmo com botas e calças de neve, algumas delas conseguiam correr, disparando na frente e gritando para apressar os amigos e as irmãs mais novas. A colina estava esperando.

Quando eu era criança, havia uma colina ótima perto da minha casa. Lembro bem a emoção de deslizar encosta abaixo, eu e mais uma ou duas crianças num trenó, segurando firme as rédeas desgastadas – e uns aos outros – enquanto começávamos a ganhar velocidade. Chegando lá embaixo, o trenó virava ou se chocava contra um montinho de neve; nos levantávamos rapidamente, batíamos as roupas e voltávamos correndo para o topo. Depois de horas, o frio ou os pais nos convenciam a voltar para casa para nos aquecer. Tirávamos então os casacos e as toucas cheios de neve e os colocávamos para secar sobre o radiador, mas voltávamos a vesti-los e partíamos mais uma vez para a colina antes que estivessem prontos para o uso.

Fui até a cozinha e, depois de despejar água quente numa xícara, mergulhei nela um saquinho de chá, movendo-o enquanto o marrom-avermelhado do *rooibos* ia se espalhando feito tinta na água. Na bancada, peguei um pacote de biscoitos que eu havia comprado no dia anterior.

Eu estava fazendo compras no supermercado e pensando nos compromissos do dia quando avistei a embalagem laranja daqueles biscoitos que não comia desde a infância. Tinham o formato de um moinho de vento, e sua massa bem douradinha era cheia de pequenos pedaços de amêndoas. Ao vê-los, minha mente se libertou do emaranhado de pensamentos em que estava presa. Peguei um pacote na prateleira. As letras eram iguais às de quando eu era criança, grossas e um pouco borradas, como se tivessem sido impressas numa prensa antiga. A logomarca exibia um moinho de vento esfumado e o nome da família, e no verso da embalagem conferi que os biscoitos ainda eram produzidos na mesma cidadezinha no Norte. Que sorte a minha eles terem percorrido toda aquela distância para chegar às prateleiras do supermercado do meu bairro. Alisei a embalagem de papel-celofane e dei uma espiada nos biscoitos através dela. Eles não eram muito regulares – alguns eram um pouco mais dourados ou mais grossos do que outros. Coloquei o pacote no carrinho sem hesitar, imaginando o momento de abri-lo para saborear os biscoitinhos com uma xícara de chá.

Eu costumava comê-los na casa dos meus avós. Ao relembrar aquela época, percebi que não tinha nenhuma lembrança de prová-los em qualquer outro lugar. Peguei um prato, amontoei alguns moinhos nele e voltei para a cadeira ao lado da janela. Depois de ajeitar os pés debaixo do assento e cobrir as pernas com uma manta, peguei um biscoito. Senti seu cheirinho agradável, com um toque de especiarias – consegui reconhecer noz-moscada, cravo e canela, além do perfume adocicado das amêndoas. Dei uma mordida. Apesar de estar levemente seco e de ter esfarelado um pouco, o biscoito me transportou na hora para a cozinha dos meus avós.

A casa deles era pequena, com uma varanda minúscula que ficava escondida no meio de gigantescas árvores e estava sempre coberta de sombras. Os quartos escuros eram repletos de fotos e brinquedos velhos que um dia tinham pertencido ao meu pai. A cozinha, porém, tinha uma ampla janela com vista para o quintal dos fundos. Era iluminada e cheia de sol.

Minha avó guardava os biscoitos de moinho no fundo de um armário, escondidos atrás de um pote de farinha – um lugar que meu avô não acessaria com facilidade. Levávamos o pacote para a mesa e, mergulhando-os em nossas bebidas – a dela um café, a minha, um chocolate quente –, comíamos os biscoitos sem pressa enquanto observávamos os esquilos passando pelos fios elétricos. Talvez seja por causa da minha avó que gosto tanto de me sentar à janela e apreciar a paisagem.

Olhando a neve lá fora, ergui minha xícara em homenagem a ela e àquelas tardes na cozinha. Depois de dar uma mordida num biscoito, bebi imediatamente um gole de chá para umedecê-la. Mais crianças estavam correndo na direção da colina, as luvas de lã dançando de um lado para outro, quase vazias. Contemplei a luz rosada do sol poente e a neve que se acumulava nos galhos nus do plátano no quintal da vizinha. Sim, eu daria boas-vindas à primavera quando ela chegasse, mas estava feliz em ficar mais um tempinho vendo, do conforto de casa, a neve cair.

Bons sonhos.

Matinê

Quando tivemos que nos mudar, conhecemos na nova vizinhança um grupo adorável de pais e crianças que sempre convidavam nossos filhos pequenos para brincar.

Reuníamos todos eles no quintal ou no quarto de brinquedos de uma das casas, onde passavam horas e horas correndo e brincando de mímica, usando fantasias e inventando um número infinito de jogos, além de construírem fortes com almofadas e cobertores. De vez em quando, eles paravam para comer um sanduíche e tomar suco em um gole só, e, depois de entregar o copo ao adulto mais próximo, voltavam correndo para o que era de fato importante ali: brincar e ser criança.

Como sempre, os pequenos cresceram, e logo estavam andando de bicicleta para cima e para baixo na vizinhança. Jogavam basquete na entrada de casa, transformando o som da bola quicando na trilha sonora de quase todas as tardes de verão. Depois de terminar as tarefas e os deveres de casa, corriam para a rua para encontrar os amigos, procurando quem tivesse três ou quatro bicicletas jogadas no gramado da frente. Os jogos continuaram, mas mudaram. À medida que as crianças cresceram e começaram a se tornar independentes, fui percebendo a lição que havia aprendido e que jamais esqueceria: nunca devemos deixar de brincar, não importa a nossa idade.

Comecei até a marcar meus dias de brincadeira, que, embora tivessem muitos elementos em comum com os dos meus filhos – havia sempre petiscos, às vezes fantasias, e fiquei sabendo até de uma ou outra construção de fortes usando almofadas –, costumavam ser bem mais calmos. De vez em quando, eu resolvia ter um dia desses mesmo sem alguém para me acompanhar.

Então, certa noite fiz planos para o dia seguinte depois de me dar conta de que tinha direito a uma folga no trabalho. Por que não aproveitá-la logo? Havia um filme em cartaz que eu mal podia esperar para ver. E também não parava de pensar – havia semanas – na comida magnífica do café que ficava em frente ao cinema. Uma sessão solitária seguida de uma refeição deliciosa era tudo de que eu precisava. E que maravilha! Eu tinha ido dormir com um sorriso e acordado da mesma maneira.

Olhando os horários do filme, vi que haveria uma sessão por volta de meio-dia. Perfeito. Decidi que ia relaxar de roupão e pantufas por mais um tempinho e em seguida comer um brunch caprichado antes da sessão. Como o romance na minha mesinha de cabeceira estava precisando de um pouco de atenção, eu o levei, junto com uma xícara de chá, até a poltrona ao pé da janela. Coloquei as pernas para o alto e comecei a ler. Depois de um tempo, ouvi a musiquinha delicada do sino da coleira do meu gato e, ao me virar, vi a ponta do seu rabo circundando os móveis do quarto. Daquele jeito desapressado dos gatos, ele se aproximou de mim e miou. "Tudo bem, pode subir", falei. Mais um miado. Passei a mão no tecido macio do roupão para mostrar a ele o lugarzinho confortável que o esperava. "Miau." Bati energicamente nas minhas coxas. A ideia de subir na poltrona para ficar comigo era dele, mas eu é que estava quase implorando para que ele saltasse logo.

Ele levou uma das patas à boca e, em seguida, usou-a para coçar as orelhas, mostrando que estava ocupado com os próprios afazeres. Voltei a ler, e depois de alguns instantes ele pulou no meu colo e se acomodou entre as minhas pernas; apoiei uma das mãos em seu pelo macio. Enquanto eu lia, ele ronronava, e o ritmo de seu ronco parecia ecoar dentro de mim. Pus o livro de lado, recostei a cabeça na almofada e fechei os olhos.

Senti calma e alegria. Eu tinha lido em algum lugar que

pelo de gato tem poder curativo e que isso tem a ver com a frequência da vibração dele, que estimula a liberação de endorfina tanto no gato como em nós – hertz que curam. Isso devia ter alguma influência, mas acho que o principal motivo da minha sensação de bem-estar era ver que ele estava feliz. Era a mesma emoção que eu tinha quando preparava uma refeição gostosa e as pessoas ficavam se deliciando, ou quando meus filhos me visitavam nas férias da faculdade e eu abria a porta do quarto deles só para espiá-los dormindo de manhã cedo. Ver aqueles que eu amava satisfeitos era o melhor remédio que eu conhecia.

Pensar sobre refeições gostosas me fez perceber que eu estava com fome. Bebi o último gole do chá e peguei meu gato no colo, colocando-o de volta na poltrona antes de me vestir. Poucos minutos depois, saí naquela manhã fria de final de inverno. Nos últimos dias, o tempo vinha alternando uma estação com outra, e a neve já havia derretido e voltado a congelar algumas vezes. Os telhados e os galhos ainda estavam cobertos, mas os montinhos brancos que tinham dominado a paisagem nos últimos meses estavam aos poucos encolhendo, e já não se via uma fina camada de gelo sobre as calçadas. Liguei o carro, saí de ré da garagem e peguei o caminho mais longo para poder olhar a vizinhança antes de chegar à rua principal.

Os adultos estavam no trabalho, as crianças na escola, e eu estava indo curtir um brunch. Sorri – todos precisamos matar aula de vez em quando. Depois de estacionar o carro, caminhei um pouco pelas ruas próximas ao café. Parei numa esquina e admirei a fileira de árvores baixas plantadas ao longo da calçada. Todas tinham, pendendo de um dos galhos, um pequeno enfeite de gelo em formato de coração. Dentro do gelo havia grãozinhos de alpiste, e vi um passarinho bicar um dos enfeites para tentar retirar alguns deles. Fiquei com a impressão de que aqueles alimentadores de pássaros não tinham sido postos ali pela prefeitura – alguém os tinha feito em casa e pendurado nas árvores com barbante. Essa pessoa havia enfrentado o frio para garantir que os passarinhos fossem alimentados, e assim tinha transformado a rua num lugar um pouquinho mais gentil.

O café estava cheio, mas não lotado, e consegui uma mesinha redonda perto de uma janela. Pedi o que parecia mais gostoso: panquecas cobertas com uma pasta caseira de chocolate com avelã e um suco de toranja, rosado e cheio de gominhos.

Quando o garçom colocou o prato na minha frente, parei para apreciar por alguns instantes a beleza daquelas panquecas: lindas e douradas, empilhadas e cobertas com uma camada generosa do creme de chocolate; fatias de banana arrumadas em forma de leque finalizavam o prato. O vapor cheiroso da massa me fez lembrar donuts recém-saídos do forno. Com água na boca, estendi o guardanapo sobre o colo e comecei a comer. Saboreando cada mordida, comi até me saciar, e só então bebi o suco azedinho.

Olhei o relógio – estava quase na hora. Paguei a conta e atravessei a rua correndo para comprar o ingresso. Poucas pessoas estavam ali para assistir à matinê, e a sala ficou com muitos lugares vazios. Eu tinha escolhido o filme pensando naquele dia. Era uma refilmagem nostálgica de um clássico que eu adorava e prometia vários personagens familiares e músicas bonitas. Muitos anos antes, eu havia levado meus filhos para ver o original no cinema. Era bem possível que eu chorasse. Ainda que não houvesse motivo algum para me envergonhar disso, eu gostava de ter um pouco de privacidade nos momentos em que precisava secar os olhos e assoar o nariz. Ri ao imaginar o que meus filhos pensariam de mim, planejando chorar justamente num dia de brincar, mas pensei que um dia talvez eles sentissem a mesma necessidade. Conferi o estoque de lencinhos no bolso do casaco e olhei para a tela no mesmo instante em que as luzes se apagaram e os créditos do filme começaram a passar.

Bons sonhos.

Chuva de primavera

A neve tinha finalmente parado de cair. Quando o vento soprava, eu conseguia farejar uma leve sugestão de primavera escapando pelas margens do inverno.

Os dias ainda eram curtos e escuros, mas traziam a promessa da vida começando a acordar, da mudança que estava por vir.

Naquela manhã, a chuva caía havia um bom tempo, dissolvendo os últimos pedaços teimosos de gelo e formando poças na terra exposta. Eu vinha passando tempo demais dentro de casa e sentia que precisava esticar as pernas e ver, ouvir e pensar coisas novas. Calcei as galochas amarelas, vesti o casaco e apanhei o guarda-chuva no fundo do armário. Era um velho guarda-chuva preto, com uma alça de madeira que se encaixava perfeitamente na minha mão. Quando, do lado de fora, tentei abri-lo, suas juntas rangeram, mas logo ele se expandiu para formar um segundo céu acima da minha cabeça. Eu tinha uma pequena bolha para me proteger enquanto caminhava. A sensação era ótima.

A parte mais divertida de usar galochas é não precisar pensar duas vezes antes de enfiar o pé numa poça, chutar a água enquanto se caminha e pisar sem medo nos trechos lamacentos, com a mesma falta de cuidado da infância. Pisoteei a água de ruazinhas e avenidas até chegar a uma área mais central da cidade. Eu não tinha nenhum plano na cabeça. Talvez parasse em um ou outro lugar, mas antes queria ficar um tempinho caminhando. Andei até passar pelo parque e contornar os sobrados de tijolos aparentes, vendo meus pés baterem na calçada e inclinando o guarda-chuva para deixar o ar do início da primavera refrescar meu rosto. A certa altura notei que havia contornado o centro da cidade. Em ritmo lento, dei meia-volta, seguindo na direção das lojas e dos cafés.

As janelas da cafeteria estavam com as bordas embaçadas. Lá dentro, as mesas estavam cheias de estudantes com livros abertos e pais com carrinhos de bebê estacionados ao lado. Um homem trocava a decoração da vitrine da papelaria – saíam flocos de neve, entravam grandes gotas azuis de chuva e tulipas em botão. Passei por uma fileira de janelas cheias de pessoas trabalhando concentradas em suas mesas. Vi uma mulher perdida em devaneios, admirando a chuva e os guarda-chuvas que desfilavam por ali. Minha impressão foi de que ela queria estar na rua e de galocha como nós, e resolvi que, quando estivesse voltando para casa, iria pisar em algumas poças em sua homenagem.

Numa esquina, uma loja de discos exibia pôsteres pendurados na vitrine e poucas pessoas olhando as prateleiras. Fechei o guarda-chuva e entrei. Era uma loja pequena, estreita, com grandes estantes de madeira nas paredes e um cheiro gostoso que me lembrava a seção de brochuras de uma livraria. Deixei o guarda-chuva no suporte que havia na entrada e examinei as paredes de cima a baixo, visualizando os discos em cada prateleira. Volta e meia abria um para conferir as imagens internas e o encarte. Examinei discos antigos de jazz com capas escuras e enfumaçadas e discos recém-lançados que tentavam parecer antigos. Olhei alguns discos de 45 rotações, a maioria deles sem capa e com o nome do antigo proprietário escrito em tinta desbotada. Encontrei um álbum que minha mãe escutava incansavelmente quando eu era criança, e por um momento voltei a uma noitinha de verão quando eu tinha sete ou oito anos. Estava nos fundos da casa e, enquanto o sol vinha descendo, eu observava através da janela da cozinha minha mãe lavando louça e cantando junto com a música. Fiquei boquiaberta com tanta beleza.

Paguei pelo disco no balcão e, ao pegar o guarda-chuva, vi uma pilha de jornais e revistas anunciando eventos de música ao vivo. Enfiei alguns na sacola junto do disco e saí. A chuva ainda caía, e o ar frio, batendo no rosto, renovou meu ânimo. Caminhei um pouco mais, carregando o disco debaixo do braço com cuidado, e me lembrei de pisar em algumas poças para a mulher do escritório. Cheguei a pensar em olhar mais algumas lojas ou parar para beber algo quente, mas mal podia esperar para chegar em casa e escutar o disco. Logo eu estava subindo os degraus da entrada e tirando com alívio o casaco e as botas. Sacudi o guarda-chuva e deixei-o secando no suporte ao lado da porta. Embora a sensação do ar frio tivesse sido agradável, minha casa quentinha agora parecia um oásis.

Como a sala estava escura àquela hora da tarde, acendi o abajur de leitura próximo ao toca-discos e me abaixei para levantar a tampa. Deslizei o disco para fora da capa protetora e o posicionei no aparelho. Ao lado havia uma caixinha de papelão com uma pequena escova de veludo, que passei sobre a superfície do vinil para retirar qualquer traço de poeira. Girei o botão, e o disco se pôs a rodar. Quando a agulha pousou na superfície sulcada e a primeira música do álbum começou a tocar, percebi que eu ainda sabia todas as letras de cor. Cantando e dançando pela sala, me dei conta de que sabia qual era a próxima faixa.

Logo o chão estava coberto de capas de discos – eles foram a trilha sonora do restante da minha tarde e da leitura dos jornais e revistas que eu havia trazido da loja. Fui dobrando a borda de algumas páginas para marcar os shows que eu gostaria de ver. Quando as estações mudam, é importante imaginar tudo aquilo que poderá ser desfrutado nos próximos meses, planejar algumas aventuras, ver, ouvir e pensar coisas novas.

Bons sonhos.

A placa avisa: FECHADO

Faltavam poucos minutos para as seis, não havia ninguém na loja.

Eu estava arrumando as prateleiras, ajeitando os livros em fileiras retinhas e devolvendo ao lugar aqueles que tinham ido parar na seção errada. Organizei o balcão, dispus uma pequena pilha de marcadores de livro ao lado da caixa registradora, tranquei-a. O movimento na pequena livraria tinha sido intenso, mas enfim ela estava vazia, e era hora de girar a plaquinha na porta para avisar: FECHADO.

A loja era pequena e ficava numa rua agitada do centro, numa casa antiga com piso de tábuas corridas, pé-direito alto com sancas e lustres de ferro trabalhado. O amplo balcão estendido ao longo de uma parede estava lá desde que o espaço dava lugar a uma loja de utensílios domésticos, algumas décadas antes. A parede oposta tinha amplas janelas com vista para a rua. Havia espaços aconchegantes para leitura, com almofadas amontoadas e ilustrações na parede. Se o cliente prometesse ser cuidadoso, podia até levar junto uma xícara de café, e muitos passavam a hora do almoço bebericando tranquilamente, folheando algum livro e, de vez em quando, dando uma mordida sorrateira num sanduíche ou numa maçã tirados do bolso. Não nos incomodávamos. Como eles amavam livros, isso era o bastante para nós, responsáveis pela livraria.

Um dos espaços, junto à janela principal da loja, era uma espécie de cabine de madeira, que permitia ao cliente ficar um pouco escondido ao mesmo tempo que assistia às pessoas passarem na rua. Nas paredes da cabine havia mapas da África, da Europa e de cidades no Japão, um mapa da Terra Média e outro do Bosque dos 100 Acres, e até mesmo um de Fillory, este desenhado à mão. (Quando um livro tem um mapa nas primeiras páginas, é quase certo de que ele é bom.) Havia um consenso entre funcionários e frequentadores de que aquele era o melhor cantinho da loja, mas, embora ele raramente estivesse vazio, ninguém fazia pressão para liberarem o lugar.

Terminei a inspeção da loja e retornei às minhas tarefas. Tranquei a porta de trás, uma porta pesada de madeira tão antiga quanto o edifício, com painéis e vidros martelados. Passei a chave na fechadura e abaixei a persiana. Em seguida, apaguei as luzes do corredor dos fundos e dos banheiros, fechei a porta do escritório e pas-

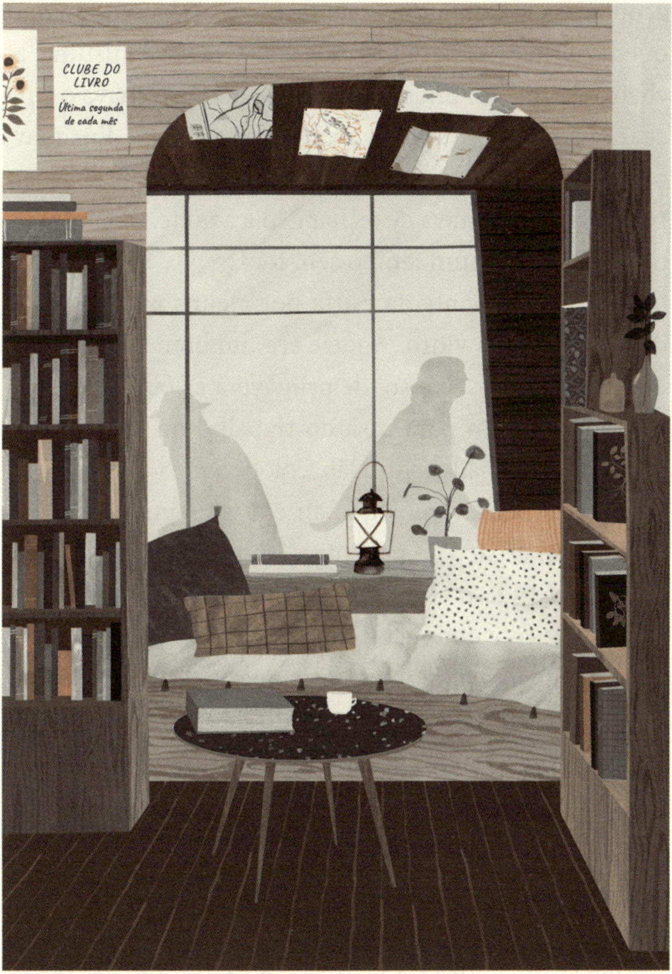
CLUBE DO
LIVRO
Última segunda
de cada mês

sei à porta da frente. Era também grossa e pesada, mas acoplada a ela uma porta de tela, que usávamos sempre que fazia calor para deixarmos o ar fresco se misturar ao cheiro dos livros. Enquanto batia as duas e fechava o trinco, olhei para o sininho acima de mim e sorri. Eu amava ouvir aquele som quando os primeiros clientes chegavam pela manhã e gostava de fechar a loja à noite, sabendo que o sininho ficaria um tempo sem tocar.

Permaneci diante da porta por alguns minutos, com o rosto contra o vidro. Aquele era um bom horário para observar pessoas, e o sol de primavera as fazia sorrir enquanto voltavam para casa do trabalho ou da escola. A loja estava em silêncio. Não colocávamos música para tocar, pois pensávamos que ali era mais uma biblioteca do que um espaço de encontros onde havia livros à venda. Assim, tudo o que eu escutava eram os ponteiros dos relógios se movendo e os sons abafados da rua. Eu estava fazendo aquele momento render de propósito, e com isso prolongando a expectativa do que viria a seguir. Eu adorava vender livros – conversar sobre eles e estar num ambiente repleto deles –, mas também amava ler sem ninguém por perto, e era o que eu fazia no final de cada dia.

Caminhei até o pequeno e entulhado escritório, desfrutando os últimos minutos em silêncio absoluto. Lá dentro havia uma chaleira elétrica, canecas e um pacote de biscoitos que um cliente havia me dado de presente na semana anterior, depois de passarmos uma hora escolhendo um livro de receitas. Liguei a chaleira e revirei as caixinhas de chá, escolhendo por fim um *chai* de canela. Havia um frigobar no canto do escritório, onde eu mantinha um estoque generoso de leite de amêndoas, o preferido de quase todo mundo para misturar no chá. Acrescentei um pouco de açúcar ao chá com leite, peguei o pacote de biscoitos e o livro e me sentei no banco que havia ao pé da janela. Estava prestes a começar o segundo volume de uma série. Eu tinha amado o primeiro livro e estava esperando fazia mais de um ano pelo segundo, que por fim estava nas minhas mãos. A oportunidade de ler um grande livro pela primeira vez não se repete, e por isso eu estava aproveitando cada segundo da minha empolgação.

Acomodei-me sem pressa no banco, cuidando para encontrar os pontos ideais onde pousar o chá e os biscoitos, assim como a melhor forma de arrumar as almofadas nas minhas costas. Quando tudo parecia perfeito, tirei os sapatos e estiquei as pernas, tomando alguns goles do chá, mordiscando um biscoito e olhando pela janela por mais alguns instantes.

Depois, inspirei longamente, soltei o ar e abri o livro.
Bons sonhos.

O novo canteiro de aspargos

O ar estava ameno e doce naquela manhã de primavera enquanto eu dirigia em meio às colinas nos arredores da cidade.

Iria passar o dia com meu avô. Apesar da idade, ele plantava uma horta todos os anos e nunca deixava de se manter ocupado – estava sempre consertando alguma coisa na casa, preparando uma panela de sopa de legumes ou lendo um livro. As folhas estavam começando a despontar nas árvores, e ao olhar na direção do horizonte via-se o esverdeado claro dos galhos, que talvez fosse o primeiro indício de que o inverno havia acabado de vez e dias mais longos e bonitos estavam por vir. Do alto de uma elevação na estrada, vi um balão de ar quente pairando sobre as copas das árvores. A visão inesperada e encantadora me fez sorrir na mesma hora. O balão brilhava no céu azul, com faixas reluzentes que espiralavam sobre o tecido. Eu via algumas pessoas no cesto, e tentei imaginar o que estariam observando naquele momento: o céu alaranjado da manhã, os quadrados perfeitos do patchwork das plantações, as árvores esverdeadas e os carros em movimento, tudo de uma perspectiva nova e única.

Às vezes acontece de não termos a menor ideia se uma situação aconteceu de fato ou não. Por mais que a lembrança seja vívida e não se pareça muito com um sonho, ela pode ser exatamente isso, um sonho. Quando vi aquele balão subindo diante de mim, imagens me atingiram com tanta força que pensei que só podiam ter acontecido de fato. Eu me sentava perto do penhasco de uma montanha ou de um morro altíssimo e via, ao meu redor, vários balões de ar quente voando. Alguns, que estavam próximos, eram resplandecentes e tinham detalhes visíveis, mas outros não passavam de pontinhos distantes. Havia dez deles, quem sabe até mais, e eu ficava ali, de pernas cruzadas, observando-os se moverem. Eu me lembrava de ter pensado que se um deles tivesse uma corda amarrada ao cesto, eu poderia agarrá-la quando passasse perto de mim e embarcar para uma aventura no céu.

Embora parecesse real, quanto mais eu pensava naquele momento, mais achava que ele devia ser parte de um sonho ou de uma história que eu tivesse escutado. Eu não conseguia saber onde ou quando aquilo poderia ter ocorrido, nem era capaz de lembrar qualquer outro detalhe da ocasião. Perdi o balão de vista quando a estrada fez uma curva, mas continuei a pensar sobre sonhos que se disfarçam de memórias.

Quando criança, eu podia jurar que um dia havia encontrado uma caverna secreta num afloramento rochoso à beira de uma praia. Depois de passar por uma fresta no paredão de pedras, eu tinha chegado a um espaço enorme cheio de rochas cintilantes, cascatas e lagos rasos. Havia estalactites e estalagmites – as pontas de algumas delas se encontravam à meia altura, e eu corria a mão por sua superfície escorregadia, ao mesmo tempo lisa e irregular. O cheiro era de água salgada e de dias úmidos de verão, e eu tinha certeza de que em algum canto daquela caverna havia um baú do tesouro esperando para ser encontrado. Por saber que ela não resistiria por muito tempo a um olhar adulto, acho que mantive intencionalmente essa memória bem escondida na minha mente. Afinal, os lagos que visitei na infância não tinham encostas rochosas nas margens, e sim faixas de areia ou bosques, e a água era doce. No entanto, como não queria reconhecer que ela não passava de uma invenção, mantive por muitos anos a lembrança intocada e empoeirada na minha mente.

Devia ser um sinal de amadurecimento o fato de eu não me incomodar mais com a ideia de que fragmentos de memória como aquele, apesar de nítidos e aparentemente reais, podiam ser apenas obras da minha imaginação. Quando criança, eu os via como evidências de algo mágico e extraordinário que existia no mundo e queria de qualquer jeito que fossem verdade. Agora, porém, certas situações corriqueiras me parecem mais mágicas do que a fantasia de voar ou descobrir tesouros perdidos.

Pensei no meu avô transformando um pedaço de madeira burl, ou nó na madeira, numa tigela em sua oficina, lixando, entalhando e fazendo retoques até ficar prontinha para receber as maçãs-verdes que caíam em seu gramado. Pensei na árvore em que esse nó havia crescido, a madeira retorcida que havia se formado em torno de um machucado ou de uma infecção, mas que acabou produzindo uma linda espiral nos veios. Às vezes as pessoas também são assim, criam algo belo a partir de um momento difícil. Isso é mágico o bastante para mim.

O asfalto da estrada se transformou em terra, e logo eu estava parando o carro em frente à casa do meu avô. A casa em si era pequena, mas tinha espaço suficiente para ele e era cercada por um quintal e um jardim com área maior que a da própria casa. Quando cheguei, meu avô estava catando galhos pequenos e gravetos caídos no gramado atrás das macieiras. Depois de beijar seu rosto macio e cheio de rugas, inclinei-me para ajudá-lo. Ele tinha um galpão repleto de lenha para usar no inverno, e podíamos acrescentar toda aquela madeira ao estoque. Conversamos enquanto executávamos o serviço, e reparei que ele estava com um pouco de dificuldade por causa da artrite, que já fazia parte de seu cotidiano. Suas articulações se recusavam a se dobrar ou a se alongar o tanto que ele gostaria. No entanto, ele era um homem paciente, e apenas diminuímos o ritmo do trabalho e demos sequência à conversa para passar o tempo. Depois de apanhar uma castanha no chão, ele a estendeu para mim e disse:

– Toma. Se você carregar uma castanha-da-índia no bolso, um elefante nunca vai pisar no seu pé.

Quem era eu para rejeitar um conselho tão sábio?

Depois de juntar e guardar no galpão todos os galhos, paramos ao lado do pedaço de terra onde ele plantava as hortaliças, e ele me mostrou onde iriam ficar as fileiras de milho e de vagem. Ele estava sempre pensando em novidades para a horta, e disse que queria me mostrar os saquinhos de sementes que guardava dentro de casa. Eu tinha passado na padaria e comprado alguns bagels para o lanche da manhã, e nos viramos para entrar, mas ele se deteve e apontou para um largo sulco na terra em que pequenas coroas verdes estavam aflorando. Era um novo canteiro de aspargos – o último tinha finalmente se esgotado no ano anterior.

– Muito bem – falei. – Quando estarão prontos para colher?

– Daqui a uns três anos, mais ou menos – respondeu ele com uma piscadela.

Fiquei olhando meu avô entrar em casa e, pondo a mão no bolso, senti a castanha que ele tinha me dado. "Isso não é um sonho", pensei. "É o que está acontecendo agora mesmo. Guarde com carinho na memória."

Bons sonhos.

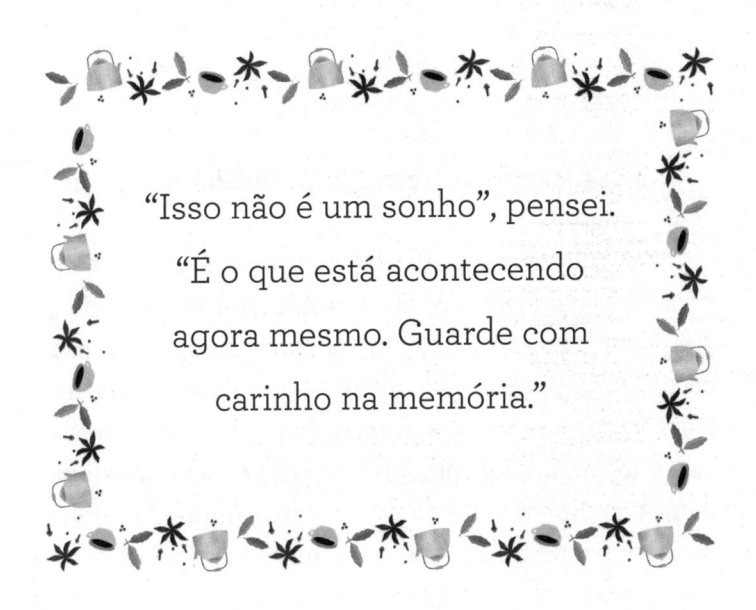

> "Isso não é um sonho", pensei. "É o que está acontecendo agora mesmo. Guarde com carinho na memória."

Primeiro isso, depois aquilo

Alguns anos atrás, recebi um conselho útil de um amigo.

Eu estava sobrecarregada, correndo de um lado para outro para tentar resolver problemas e começando a arquejar e a perder forças. Ele se aproximou, pôs a mão no meu braço, olhou nos meus olhos e disse: "Primeiro isso, depois aquilo." Respiramos fundo, e eu ri. Aquela sugestão simples foi como um raio de sol penetrando na escuridão. Era óbvio – eu estava permitindo que minha mente fosse dominada por pensamentos sobre o futuro, e ela, naturalmente, sentia a pressão. Eu deveria passar a fazer uma coisa de cada vez, avançando pouco a pouco até onde queria chegar. De vez em quando ainda repetia aquela frase em voz alta, não apenas quando tinha uma grande quantidade de trabalho para fazer, mas também em situações prazerosas. Ela se transformou em uma espécie de mantra pessoal, uma técnica que eu utilizava para desacelerar o ritmo e, assim, passar a fazer o quer que fosse de maneira intencional, e não acidental.

Naquela manhã, eu disse a frase em voz alta enquanto me dedicava a abrir as cortinas e a levantar as persianas ao redor da casa. O sol daquele início de primavera era quente, luminoso e por algum motivo distinto do sol de inverno da semana anterior. Eu não podia abrir os vidros para ventilar a casa – ainda estava frio demais para isso –, mas podia deixar o sol entrar. Fiquei em pé diante da janela de cada um dos cômodos, com o sol ofuscando os olhos enquanto eu me banhava de sua luz e pensava: "Primeiro isso, depois aquilo."

Iluminada pela luz do dia, a casa parecia ter outro astral, o que despertou em mim a vontade de limpar os resquícios do inverno com uma bela arrumação de primavera. São poucas as pessoas que se empolgam com um dia de arrumação, e eu sou uma delas. Gosto de pôr tudo no lugar, de ajeitar e limpar e, no fim do dia, admirar a ordem das coisas. Há muito tempo percebi que, quando minha casa está desorganizada ou atulhada, minha mente parece se comportar da mesma forma. Quando está bem-arrumada, sinto o corpo mais energizado e os pensamentos mais equilibrados – portanto, estava feliz em arregaçar as mangas e dar um jeito na bagunça.

De manhã cedo, ao encher o alimentador de pássaros,

eu tinha reparado no cabideiro ao lado da porta de entrada. Estava abarrotado de casacos pesados com luvas caindo dos bolsos, além de toucas e cachecóis. Botas estavam amontoadas no chão abaixo dele. Parei diante dessa cena e apoiei as mãos na cintura: "Vou começar por aqui."

Guardei os casacos no fundo do armário e os cachecóis já dobrados num cesto. Aceitei o fato de que tinha perdido uma de minhas luvas favoritas e me desfiz de seu par solitário. Apalpei os bolsos dos casacos, joguei fora ingressos antigos de cinema e papéis amassados e, por sorte, encontrei uma nota de dez dólares novinha. "Oba!" Ri ao me dar conta de que a sensação de achar dinheiro esquecido num bolso nunca deixa de ser boa – era tão prazerosa aos trinta anos de idade quanto era aos dez, e continuaria a mesma (eu esperava) aos oitenta.

Em seguida, passei para os armários da cozinha. Juntei saquinhos de chá dispersos em uma só caixinha e separei livros de receitas que poderiam ser mais bem aproveitados por outra pessoa. A vizinhança tinha um pequeno bazar perfeito para esse tipo de coisa, onde podíamos deixar um livro já lido, uma panela *wok* que tivéssemos comprado numa tentativa fracassada de aprender a usar ou um suéter que ainda desse para o gasto, mas que não servia mais tão bem como antes. Na semana anterior, eu tinha passado pelo bazar enquanto caminhava e encontrado um livrinho de poesia de autores de que nunca tinha ouvido falar e que cabia direitinho no bolso do meu agasalho. Desde então, eu vinha lendo alguns versos em pontos de ônibus ou em filas para comprar café.

Fui enchendo uma bolsa enquanto arrumava os armários e as cômodas, e no fim tinha uma fartura de itens prontinhos para encontrar uma casa nova. Deixei-os junto à porta da cozinha, pensando que, se o sol durasse mais um pouquinho, poderia levá-los ainda naquela tarde para o bazar.

O trabalho estava quase terminado. Os quartos e a sala, limpos e arrumados, estavam prontos para serem habitados de novo. Pus água para ferver na chaleira. Enquanto esquentava, dei uma olhada no buquê de flores num antigo vaso de cerâmica sobre a bancada. Eu o tinha comprado na mercearia da esquina alguns dias antes – um arranjo de lírios e sua bela folhagem. Segurei entre os dedos os filetes e as anteras das flores, que estavam começando a abrir. Como fiquei com as mãos sujas de pólen, enxaguei-as na pia. Pensei em todos os bulbos adormecidos na minha horta, prestes a acordar, nos pássaros fazendo ninhos sobre os galhos ainda desfolhados, nos coelhos vivendo com as famílias nas tocas debaixo da terra. Pensei na palavra "primavera", que em italiano é a junção dos adjetivos "primeiro" e "verdadeiro". O ano havia começado meses atrás, mas a primavera era o seu primeiro momento de verdade.

Levei a xícara de chá até uma cadeira de onde podia ver o alimentador de pássaros. Cardeais, rolas e gaios-

-cinzentos estavam bicando as sementes e saltitando na terra. Não era só eu que estava pondo a casa em ordem. Senti a luz da tarde quentinha na pele enquanto me espreguiçava. Estiquei o braço e peguei um livro para ler uma ou duas páginas, mas o sol estava deixando minhas pálpebras cada vez mais pesadas. Coloquei a cabeça no encosto da cadeira e soltei um longo suspiro. O trabalho estava terminado, eu podia descansar.

Bons sonhos.

DICAS PARA PÔR A CASA EM ORDEM

. . . . .

Quando você tiver um dia livre para se dedicar às tarefas que foram se acumulando, reserve algumas horas a fim de executá-las com calma e atenção. Nada de pressa para se livrar logo delas. A seguir, algumas dicas para que o trabalho seja, pelo menos, divertido.

- Faça uma lista para que não precise de malabarismos para se lembrar de todas as tarefas a cumprir. Inclua "Faça uma lista" como o primeiro item, para que no final você possa riscá-lo. Você já está com as mãos na massa.

- Pegue alguns livros de receitas na estante, se cozinhar for uma das atividades que estão nos planos, e passe um tempo pensando no que estaria com vontade de preparar. Eu recomendo que, nos dias em que tiver tempo, você se dedique às preparações que podem ser feitas em grandes quantidades, como homus, grãos cozidos, granola, molho de salada ou sopa. Lave e corte legumes e verduras para que fique fácil montar as saladas. E lembre-se de que se sentir feliz ao comer é importante, então leve os desejos em consideração. Se você está com vontade de comer biscoitos, vamos assá-los.

- Coloque uma música para tocar, ou ouça um podcast ou um audiolivro de que goste. Esse é o momento ideal para, por exemplo, escutar um livro de mistério, que na hora de dormir talvez tire o sono, mas que agora vai ajudar você a se manter em alerta.

- Comece por aquelas tarefas que têm grandes intervalos de tempo ocioso. Para lavar roupa na máquina, por exemplo, são necessários curtos espaços de tempo de trabalho, com longas pausas enquanto a roupa está na máquina ou no varal. Ao preparar uma grande quantidade de arroz, é provável que você só precise checar de vez em quando para saber se está no ponto certo. Dê início a essas tarefas e execute as que são mais rápidas nos intervalos. Programe um alarme para que você se lembre de conferir a máquina de lavar e a panela assim que concluir os outros afazeres.

- Limpe e organize um cômodo por vez, para que você não precise ficar andando de um lado a outro pela casa. Quando estiver pronto, tente deixá-lo bem acolhedor, acendendo uma vela, diminuindo as luzes ou acomodando um vaso de flores em uma mesa. Assim, você pode conferir o seu progresso e ter uma ideia de como a casa ficará aconchegante quando você terminar.

Adiantada

Parecia um milagre. Cheguei à aula de ioga antes da hora, depois de ter passado o dia todo na correria para alcançar minhas metas.

Desde que tinha acordado naquela manhã, um grande cansaço e abatimento tomaram conta de mim. Eu tinha cumprido as tarefas da manhã e da tarde de forma um pouco caótica. Toda hora eu esquecia alguma coisa ou derrubava outra, e a irritação com a minha falta de jeito começou a crescer. Eu precisava de um descanso, e pensar na aula de ioga, no momento de estender meu tapete naquele lugar silencioso, seria meu único combustível depois daquelas horas agitadas.

E então eu consegui uma proeza: cheguei cedo. Ainda faltava quase meia hora para a aula começar, mas eu sabia que a sala já estaria aberta. Consegui uma vaga a pouco mais de um quarteirão do estúdio e não desci imediatamente do carro. Abri o porta-luvas para pegar o diário, mas precisei revirá-lo até encontrar uma caneta. Eu tinha o hábito de, antes da aula, escrever os pensamentos que me incomodavam. Uma vez que estivessem registrados ali, no papel, não precisavam mais ocupar espaço em minha cabeça. Às vezes, os pensamentos se comportam como crianças pequenas, me puxando pela manga para exigir atenção, e quando os transfiro para o papel ganho uma trégua.

Guardei o diário, peguei o rolinho de tapete e as chaves e segui pela rua central onde ficava o estúdio de ioga. Fui observando janelas e vitrines pelo caminho, prestando atenção nas cenas e nos barulhos daquele início de noite. Um vestido laranja estava na vitrine de uma loja de roupas. Numa lanchonete, pessoas comiam sanduíches e bebiam canecas de café. Crianças brincavam na calçada, correndo e gritando, com seus casacos abertos esvoaçando no ar frio da noite. Havia chovido durante o dia, e além do cheiro de asfalto molhado eu sentia aquele aroma de terra úmida que só existe na primavera.

Quando vi as luzes acesas do estúdio e minha professora acendendo uma vela na mesinha da recepção, melhorei na hora. Abri a porta, tirei os sapatos e me aproximei do balcão para anotar meu nome na lista de presença.

– Como você está? – perguntou a professora.

Depois de respirar fundo, respondi:

– Um pouco melhor agora.

Ela me olhou por alguns instantes.

– Entendo. Que bom que você veio hoje. Vá apoiar as pernas na parede.

Fiquei contente por não precisar dar mais detalhes do meu dia. A sala de ioga estava bem escura, com a luz vindo somente de algumas velas e das lâmpadas bem fracas. O ar era quentinho e bom de respirar, e rapidamente retirou o frio do meu corpo. O reflexo das luzes no piso de madeira tinha um brilho alaranjado que revestia toda a sala e me lembrou quando estive ao redor de uma fogueira. Embora eu tenha chegado cedo, vários alunos já estavam ali, deitados ou sentados nos tapetes, em silêncio. Isso me fez pensar que eu não era a única vinda de um dia difícil. Como naquela sala ninguém conversava nem usava o celular, o ambiente era muito tranquilo. Pela primeira vez no dia, me senti em segurança e longe do julgamento dos outros. Embora não estivesse só, eu sentia que ali tinha privacidade. Era uma sensação boa.

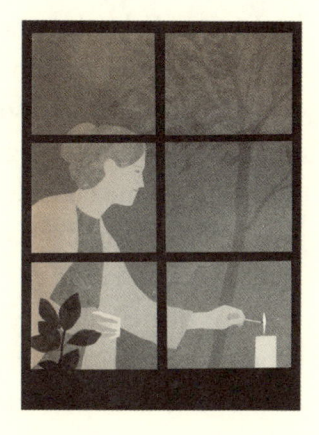

Estendi o tapete nos fundos da sala e segui a instrução da professora, deitando-me de barriga para cima junto à parede e elevando as pernas. Soltei um suspiro na mesma hora – essa posição sempre me acalma. Sei que tem a ver com as pernas estarem acima do coração e com o fluido linfático e blá-blá-blá, mas, resumindo, a sensação é ótima. Minutos se passaram. Meus olhos estavam fechados. Notas serenas de piano soavam ao fundo.

Ouvi passos e, em seguida, a voz tranquila da professora junto ao meu ouvido.

– Pode se esticar no chão agora. Tenho algo que vai ajudar você.

Fiz o que ela disse e, no instante seguinte, senti um cobertor pesado cair sobre mim. Pequenos pesos costurados ao tecido exerciam uma pressão sutil que se distribuía pelo meu corpo e parecia dispersar a tensão e a ansiedade. Era como se o alarme de um carro estivesse soando dentro de mim o dia todo e eu, acostumada com o barulho, só reparasse nele agora que parava de repente de tocar.

– O que é isso?

– Alívio – respondeu a professora.

Ela passou a mão na minha cabeça e pousou-a no meu ombro.

– Acho que vou dormir – murmurei.

– Ótimo. Mais tarde acordo você.

Ouvi seus passos recuando. Depois, não senti nada além do peso do cobertor e do calor silencioso da sala.

Bons sonhos.

POSTURAS RESTAURATIVAS DE IOGA
PARA MELHORAR O DIA

· · · · ·

Escolha um espaço próximo a uma parede, para que você possa esticar as pernas. Você não vai precisar do celular, então deixe-o de lado.

Sente-se no chão com o lado direito do corpo rente à parede. Deite-se de costas e, ao fazer isso, gire o corpo de modo que as pernas subam retas na parede e as costas fiquem relaxadas no chão. As costas devem estar perpendiculares à parede, e os quadris próximos a ela. Eles não precisam estar tocando a parede; no entanto, às vezes é mais confortável se estiverem. Apoie as mãos na barriga ou deixe-as descansando na lateral do corpo – como você achar melhor. Feche os olhos e preste atenção na sua respiração natural. Permaneça nessa posição por pelo menos cinco minutos.

Ainda na parede, dobre os joelhos e encoste a sola dos pés uma na outra, com as pernas se abrindo na direção da parede. Você pode ficar nessa posição por mais cinco minutos ou, se preferir, avançar para a próxima etapa depois de um ou dois minutos. Confie em seus instintos.

Junte mais uma vez os joelhos e se vire para o lado que preferir, abaixando as pernas até que toquem o chão. Você estará na posição fetal. Permaneça assim por alguns instantes. Dê uma ordem mental ao corpo: ele não deve ter pressa.

Afaste-se da parede e, com as costas no chão, alongue todos os músculos. Estique bem os dedos dos pés. Faça uma pequena força para baixo com a cabeça, levantando levemente o peito para que você possa se apoiar sobre as escápulas. Relaxe e deixe o corpo e a mente descansarem por cinco minutos. Descanse de verdade – não é hora de tratar de nenhum assunto. Você precisa de repouso.

Comece a fazer movimentos sutis com as mãos e os pés. Em seguida, alongue-se mais uma vez, bocejando, se conseguir. Leve os joelhos até o peito e abrace-os com força. Não se esqueça de que você, como todas as outras pessoas, merece compaixão e coisas boas.

Vire-se de lado e, com calma, volte a se sentar. Retorne ao seu dia assim que desejar.

Giz de cera e grãos de areia

O tempo andava um tanto instável ultimamente. Depois de uma série de dias quentes, haviam se seguido dias frios, com ventos fortes e uma chuva que se transformou em neve fraca. Eu acordava de manhã sem saber se deveria pôr meias grossas e camadas de suéteres ou apenas uma camiseta e sandálias. Naquele dia, parei ao lado da janela e observei a manhã que nascia, esperando para ver a cor do céu quando o sol estivesse no alto. No início, predominaram o rosa e o laranja, em listras irregulares que me fizeram pensar em dedos distantes desenhando desleixadamente no céu, como uma criança poderia fazer à beira de um córrego quase parado. Alguém me disse certa vez que as linhas traçadas na água desaparecem no mesmo instante em que são feitas, e que esse era um bom jeito de enxergar as preocupações – como linhas rabiscadas em água, e não esculpidas em rocha. O conselho havia sido útil, e agora, olhando pela janela, eu via as listras se dissipando em ritmo gradual até desaparecerem por completo no céu escuro e acinzentado. "Indeciso ainda, não é mesmo?", perguntei ao tempo. Ele não respondeu; não de imediato, pelo menos.

Se a mãe natureza não sabia ao certo o que queria fazer ao longo do dia, eu também não precisava saber. Resolvi não planejar nada; em vez disso, ia viver um momento de cada vez e ver aonde o dia me levaria. Ouvi o meu estômago roncar e defini que o primeiro lugar seria a cozinha.

No centro da mesa, havia uma enorme tigela de cerâmica repleta de toranjas e tangerinas – que estavam com seus ramos intactos, com delicadas folhinhas verdes. Como vinha sentindo um desejo de sabores ácidos nos últimos tempos, eu tinha abastecido a cozinha com aquelas frutas cítricas encantadoras. Peguei uma tangerina e a aproximei do nariz para sentir o cheiro – era doce e ácido, e tive a impressão de que me ajudaria a acordar. Tirei a casca toda, e comecei a separar e pôr na boca cada um dos gomos, apreciando aquelas explosões saborosas de suco. Depois, peguei uma toranja; sua casca, de um tom amarelo-alaranjado, tinha o interior bem rosado. Dessa vez, cortei os gomos cuidadosamente com uma faca, transferindo as pequenas meias-luas para uma tigela. Salpiquei um pouco de gengibre em pó e canela, e apanhei uma colher na gaveta. Comi devagar. Os sabores eram intensos e deliciosos, e eu queria aproveitá-los ao máximo. Depois de deixar o prato na pia e lavar bem os dedos grudentos, percebi que a cozinha havia sido tomada pelo aroma fresco das frutas.

Eu me lembrei de um dia, no ensino médio, em que a professora de ciências se sentou diante da turma e descascou em silêncio uma laranja. Ficamos todos assistindo àquela cena, sem saber se a aula já havia começado ou se ela estava tomando um café da manhã atrasado. Do meu lugar no canto da sala, rompi o silêncio dizendo que o cheiro estava delicioso. A professora retribuiu com um sorriso e disse que naquela aula aprenderíamos sobre a propagação das moléculas pelo ar, que podia explicar como o cheiro daquela laranja havia atravessado a sala e chegado ao meu nariz.

Olhando para a sala, percebi que o sol tinha saído, e que seus raios se estendiam pelo chão no formato distorcido da janela. Pensei de novo nas moléculas flutuantes ao perceber as minúsculas partículas de poeira que se agitavam na luz. Fiquei em pé naquele canto da sala, permitindo que o sol esquentasse primeiro meus pés, depois o rosto. O sol forte e o cheiro de toranja me fizeram lembrar uma página que eu havia visto alguns dias antes no livro de colorir. Busquei-o e me sentei à escrivaninha. Na época do jardim de infância, eu não gostava nem um pouco de colorir. Não conseguia parar e me concentrar por tempo suficiente para fazer aquilo direito, e os desenhos iam ficando todos rabiscados enquanto meus pensamentos voavam de um lado para outro como um beija-flor. Agora, eu achava bem relaxante. Preencher aqueles contornos e ver a imagem se alterando aos poucos com as cores tinha algo de tranquilizador e reconfortante. Abri na página em que estava pensando. Era uma figura redonda e cheia de detalhes, com pequenos desenhos simétricos espalhados: penas, arabescos, pétalas. Lembrou-me um pouco a tigela de frutas da cozinha: as tangerinas com seus ramos, as toranjas grandes e redondas.

Peguei minha caixa de giz de cera e uma caneca velha que eu usava para guardar lápis de cor. Passei os dedos na superfície do papel, alisando-a e tentando decidir por onde começar. Como laranja e rosa haviam sido as cores do dia até ali, comecei por elas. Colori as extremidades do desenho, alternando as cores e formando o que parecia ser um sol resplandecente. Aquele tipo de desenho se chamava mandala. O livro tinha algumas complexas e outras mais simples. Algumas pareciam querer ensinar matemática com suas formas geométricas; outras eram como caleidoscópios da natureza, suas flores e folhagens refratadas e repetidas no interior do círculo.

Uma tia – na verdade tia-avó – trabalhou durante muitos anos num museu de prestígio no centro de uma grande cidade e me contou sobre um grupo de monges que tinha ido lá para fazer uma mandala no chão de uma das galerias. Ela ressaltou a paciência que eles tinham para colocar os grãos de areia no lugar – quase que um por vez – para formar um desenho lindo e elaborado. Quando estavam quase acabando, após dias e dias trabalhando sentados no chão, alguém pisou na areia, espalhando-a para todos os lados. Minha tia-avó se virou para o monge que estava comandando o trabalho. Segundo ela, ele demorou um instante, um segundo apenas, mas logo retomou o semblante calmo e disse somente: "Vamos precisar de um pouquinho mais de tempo para terminar a mandala."

A faixa de sol havia desaparecido, e escutei o ronco distante de um trovão – a mãe natureza mudava de planos mais uma vez. Como a sala estava ficando escura, acendi um abajur. Peguei algumas cores que não havia usado ainda: azul, roxo, cinza, preto. Pensei no monge e em sua capacidade de se adaptar às circunstâncias, nas vezes em que planos que eu tinha traçado com todo o cuidado foram pisoteados e desfeitos. Pensei nas linhas sendo desenhadas na água, nas moléculas se espalhando pelo ar e no céu se metamorfoseando. Havia um fator comum em todas essas coisas, que tinha a ver com a paz e a paciência em relação às mudanças. Escolhi mais cores na caixa de giz, dessa vez tons escuros de verde e marrom; gostei da ideia de continuar seguindo as sugestões da mãe natureza, que permanecia instável mas mesmo assim estava criando.

Bons sonhos.

Três coisas boas

No andar de cima da minha casa, alguns degraus acima do térreo e depois de uma curva, há um quarto só meu.

É um quarto grande, com tapetes velhos espalhados pelo piso de madeira e janelas por onde se veem as árvores do lado de fora. Lá estão também a escrivaninha, uma estante de livros, um pequeno sofá e uma luminária, além de uma mesinha para desenhar ou montar quebra-cabeças e uma porção de velas. Num canto, num tapete confortável, deixo a almofada de meditação. É um escritório – o local onde trabalho. É também onde leio, escuto música ou apenas descanso, em perfeita solidão.

A casa já estava silenciosa, algumas janelas abertas naquele fim de tarde de primavera. Preparei uma xícara de uma bebida quente e subi para o quarto. As árvores começavam a florir, e parei diante de uma janela para observá-las. Ao tomar pequenos goles, observei um esquilo sentado num galho, o rabo balançando de vez em quando. Pousei a xícara na mesa e dei uma olhada nos vasinhos de plantas, que não eram muitos e estavam distribuídos por prateleiras e parapeitos. Dei água para as que estavam com sede. Então, acendi as velas, o que levou alguns minutos – era uma espécie de ritual. Eu gostava da sensação de valorizar momentos, e acender velas, pôr uma música ou mesmo respirar bem fundo me proporcionavam isso. Risquei um fósforo e, cantarolando, acendi vela por vela, até que o quarto ganhou um brilho delicado e uma aparência aconchegante.

Acomodei a xícara ao lado da almofada de meditação, na qual me sentei e troquei algumas vezes de posição até achar o lugar certo para os pés e os quadris, permitindo que a coluna ficasse ereta e relaxada. Cobri os ombros e uma parte da cabeça com uma manta antiga, leve, que eu deixava ali – eu não estava com frio, mas ela me fazia sentir segurança e ajudava na concentração. Respirei fundo algumas vezes e repassei as últimas 24 horas. Havia três coisas boas que eu estava procurando, três momentos alegres que eu queria reviver. Quando eu fazia isso, era como se o cérebro fosse reiniciado, e para onde quer que eu olhasse nas horas seguintes, ou até no próximo dia, eu parecia ver mais alegria.

No silêncio da minha mente, uma lembrança veio à tona.

Na noite anterior, enquanto dormíamos, a pessoa com quem eu vivo tinha sem querer apoiado a mão no meu braço ao se virar na cama. Sem acordar, o meu amor segurou o meu pulso e apertou forte. Enquanto sua respiração lenta se transformava num ronco baixinho, senti uma felicidade brotar por todo o corpo. Agora, com os ombros envolvidos pela manta, eu sorria ao pensar na alegria de receber o toque de alguém que você ama.

Respirei fundo, permanecendo na mesma posição enquanto buscava o próximo momento feliz.

Naquela manhã, ao sair com os cachorros para aproveitar o dia de primavera, eu tinha parado no quintal de casa para colher um lírio-do-vale que crescia ao pé do plátano. O caule era tão fino e as flores, que pareciam sininhos, tão delicadas que não consegui fazer nada além de ficar ali, imóvel, apreciando-os. A primavera preenchia as lacunas deixadas pelo inverno no quintal, e o ar era tão puro que respirá-lo dava a sensação de estar inalando um bálsamo. Os cachorros andavam um atrás do outro, farejando a grama, e eu senti um imenso contentamento. Agora, na almofada, relembrava aquela sensação, fazendo-a avançar e retroceder na minha mente para que as conexões cerebrais se tornassem duradouras.

Mais uma vez, mergulhei na memória em busca de um prazer.

Pensei na visita que eu havia feito a uma amiga na hora

do almoço. Ela tinha um bebê recém-nascido, de apenas algumas semanas. Levei uma sacola cheia de coisas gostosas e me ofereci para segurar o bebê enquanto ela tomava banho e cochilava. Ela colocou a filhinha nos meus braços e se retirou para cuidar um pouco de si mesma. A criança era tão novinha que o sono vinha fácil, e rapidamente ela adormeceu. Recostei-me no sofá e apoiei sua cabeça contra o meu queixo. A sensação do peso de seu corpinho miúdo sobre o meu peito foi tão agradável que pareceu um calmante natural agindo em meu organismo. De repente, a serenidade e o bem-estar tomaram conta de mim. Aproximei o meu nariz e senti o cheirinho do bebê.

No meu pequeno quarto, sentindo a luz da tarde no rosto, recordei tudo: o peso do bebê, o caule delicado do lírio, o toque do meu amor. Retive essas memórias por um bom tempo. Elas preencheram espaços dentro de mim onde certas coisas haviam sido destruídas ou se perdido. Senti paz, sossego e felicidade.

Bons sonhos.

TRÊS COISAS BOAS PARA COMEÇAR BEM O DIA

. . . . .

Quando acordar de manhã, permaneça na cama por um tempo. Não estenda a mão para pegar nada – apenas fique ali. Lentamente repasse as últimas 24 horas, procurando por três coisas boas que aconteceram com você ou que você testemunhou. Podem ser coisas bem pequenas ou enormes. Pode ser um momento em que algo parecia que ia dar errado, mas não deu – coloque-o na lista mental. Ou uma ocasião em que alguém foi gentil ou paciente – acrescente à lista. Talvez você tenha avançado um pouquinho no trabalho que está fazendo, ou encontrado um objeto que havia perdido, ou visto um cachorro que te fez sorrir. Ponha na lista.

Revisite a sensação desses momentos, usando a mente para avançar e retroceder. Pense na mente como um Traço Mágico – lembra como era desenhar figuras ou escrever palavras nesse brinquedo? E de como era possível avançar e recuar para tornar as linhas mais grossas? Faça isso com as três coisas boas.

Agora pense no que aconteceria se você deixasse o Traço Mágico em algum lugar, como uma prateleira ou uma caixa de brinquedos, e fosse pegá-lo outra hora. Mesmo depois de dar uma boa chacoalhada, uma pequena sombra daquelas linhas traçadas com força continuaria visível na tela. Com o coração e a mente acontece a mesma coisa. Se você mantiver vivas situações agradáveis, não vai ser fácil apagar a marca delas depois. Vamos tornar a lembrança do que é bom tão profunda e poderosa que, mesmo quando a vida nos der uma boa chacoalhada, sejamos capazes de enxergar aquilo que é alegre e positivo.

Na padaria

Parei junto à vitrine por um momento e olhei para um lado e para o outro da rua.

A luz do sol estava surgindo por entre os prédios, e as vitrines de algumas das lojas estavam acesas. O letreiro de neon na lanchonete da esquina piscou algumas vezes antes de acender.

Eu sabia que os clientes iam começar a chegar em poucos minutos para comprar bagels, doces e pães fresquinhos. Limpei os dedos enfarinhados no avental e virei a plaquinha na entrada para ABERTO. Só então destranquei a pesada porta de carvalho e fiquei a postos atrás do balcão. As prateleiras estavam cheias de muffins, brioches e pães, todos saídos havia pouco do forno. O café estava pronto, e eu tinha uma xícara fumegante escondida atrás da caixa registradora. Estávamos a postos para começar.

A manhã de sábado era o meu momento preferido na

padaria. Nos dias de semana, os fregueses chegavam sempre com pressa, nervosos para pegar seu pedido e partir para o trabalho. Nos fins de semana, todos nós, padeiros e clientes, estávamos mais relaxados. As pessoas tomavam devagar as xícaras de café, folheavam com calma o jornal e saboreavam os donuts de geleia e as fatias de bolo que preparávamos todos os dias.

O sininho da porta tocou, e vi entrar a garçonete da lanchonete, que tinha posto o casaco por cima do avental e estava vindo buscar o tabuleiro de delícias que havíamos deixado pronto e embalado para ela.

– Com pressa? – perguntei.

– Não, hoje é sábado! – retrucou ela, fazendo um gesto despreocupado com a mão. – As únicas mesas são de clientes antigos, e eles sempre servem o próprio café.

Sorrimos.

– Se é assim, prove isso aqui. – Entreguei a ela um *cantucci* ainda quentinho, embrulhado em papel-manteiga. – Estou testando receitas novas e preciso de uma opinião confiável.

Ela agradeceu, e servi uma xícara de café para acompanhar o biscoito.

– É de laranja com pistache. Pode ser uma boa mergulhar no café – sugeri, empurrando a xícara em sua direção.

– Eu nem confio em quem não faz isso – comentou ela.

– E é por isso que eu quero a sua opinião – respondi, com uma piscadela.

Depois de aproximar o biscoito do nariz para sentir o cheiro, ela o observou de todos os ângulos, e vi que estava analisando a proporção entre pistaches e tirinhas de casca de laranja. Às vezes, quando peço a avaliação de alguém sobre algo que preparei, a pessoa devora a prova em dois segundos e diz: "Está ótimo!" É sempre prazeroso ouvir, é óbvio, mas não ajuda muito para que eu avance nas minhas criações. Essa garçonete era diferente, sabia o que estava fazendo. Primeiro deu uma mordida no biscoito seco, mastigando devagar; em seguida, mergulhou-o no café e deu mais uma mordida. Então se virou para mim, passando a língua sobre os dentes, pensativa.

– Acho que a laranja podia estar um pouco mais forte, mas a massa está perfeita, crocante, uma delícia de mergulhar no café, mas sem quebrar os dentes se você preferir comer puro, como acontece com alguns *cantucci*. Diria que tem que entrar no cardápio.

Feliz dos sapatos de borracha à cabeça – como todos os padeiros se sentem quando são elogiados por algo que prepararam –, devolvi a garrafa térmica de café à base e fui pegar o pedido que ela tinha ido buscar. Ela agradeceu o brinde, e nos despedimos dizendo "Até amanhã!" enquanto ela ia embora para cuidar dos fregueses da lanchonete.

Nas horas seguintes, o fluxo de clientes foi constante. Alguns eram frequentadores antigos cujos pedidos já sabíamos de cor, outros eram rostos novos que examinavam bastante as prateleiras, mordendo os lábios e pedindo recomendações. Preparamos jarras e jarras de café, embalamos dezenas de donuts em caixas de papel amarradas com barbante, servimos pratinhos e mais pratinhos de muffins e bagels e *scones*. Servimos pretzels salgados em saquinhos de papel, brioches e focaccias em caixas para viagem que entregamos a mãos ansiosas. Cortamos alguns pães em fatias que guardamos para os sanduíches da tarde. As tortas eram escolhidas depois de muita reflexão; os bolos de aniversário tinham nomes escritos na cobertura. Íamos limpando as migalhas nas mesas e no balcão e, a partir de certo momento, fomos obrigados a dar a triste notícia de que não tínhamos mais disso ou daquilo.

Com o dia se aproximando do fim e o sininho tocando cada vez menos, peguei alguns dos livros de receitas na estante do escritório e me servi de uma xícara de café novinho. Num canto do balcão em que o sol estava batendo, explorei as páginas do livro mais velho do que eu, cheias de manchas, bordas amassadas e anotações. Tinha sido um presente do padeiro que inaugurou aquela padaria – comprei a loja dele quando se aposentou. Era um homem gentil, com uma voz suave e farinha nas sobrancelhas. Lembro-me de quando, numa das visitas diárias à sua padaria para comprar pão, comentei que sempre conseguia identificar os pães e os doces que ele fazia, pois tinham certo sabor que era uma espécie de assinatura. Ele sorriu, apoiou os braços no balcão e, depois de olhar para os lados para se assegurar de que ninguém mais ouviria o segredo que contaria a seguir, sussurrou: "Farinha de Graham." Ficamos amigos a partir daí, e pouco tempo depois fui trabalhar para ele.

Como o estômago começou a reclamar enquanto eu lia as receitas, peguei uma baguete na vitrine do balcão e tirei um bom pedaço, que abri na metade. Tínhamos uma garrafa de um azeite jovem e frutado, daquele tipo que você sente no fundo da garganta; derramei um fio sobre o pão. Na geladeira, encontrei um vidro de alcachofras e outro de alcaparras, e na despensa um pote com tomates secos. Arrumei os ingredientes um por um sobre o pão com azeite, moí pimenta-do-reino por cima e levei o prato para o lugarzinho ensolarado no balcão.

O lanche estava delicioso, e apreciei com orgulho cada mordida enquanto conferia mais receitas de *cantucci*. Tirei uma caneta do bolso e escrevi: "Mais gosto de laranja... Talvez acrescentando geleia?" O próximo sabor era chocolate com avelã, e depois algum outro para a primavera. Morango com ruibarbo? Levando a xícara de café, andei até onde tinha parado por alguns instantes naquela manhã, diante da vitrine, e desvirei a plaquinha. Olhei para um lado e para o outro da rua. Sábado era o meu dia preferido.

Bons sonhos.

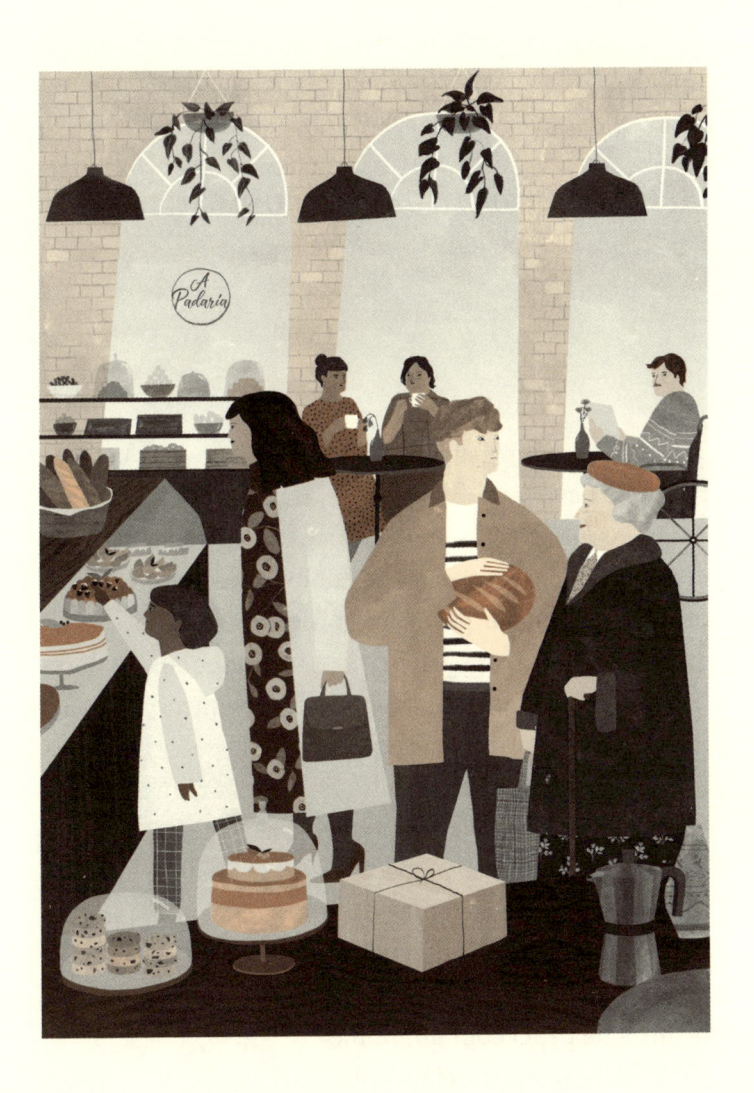

Primavera na horta comunitária

Quando vi o panfleto, o chão ainda estava coberto de neve.

Eu estava saindo do supermercado do bairro com uma sacola recheada de compras quando passei os olhos rapidamente pelo quadro de avisos. HORTA COMUNITÁRIA. LOTES DISPONÍVEIS! Desenhos de flores e de cestas de verduras decoravam o pequeno anúncio. Parei por um momento enquanto me arrumava – colocando de volta luvas, cachecol e gorro e fechando o casaco até o pescoço – e sonhava com coisas verdes e um céu azul. Com certa dificuldade por causa da luva, puxei uma das tirinhas de papel com um número de telefone e guardei no bolso.

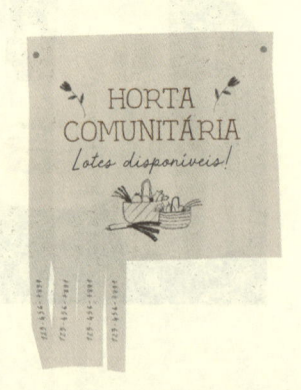

Alguns dias depois, quando estava tomando café com uma amiga na cozinha de casa, contei a ela sobre o panfleto, e bolamos um plano. Nosso conhecimento de jardinagem era mínimo, mas tínhamos algumas ferramentas antigas, além da ambição de nos tornarmos especialistas no assunto – concluímos que o entusiasmo seria suficiente para compensar a falta de experiência. Dividimos as tarefas: ela iria à biblioteca para pegar livros que pudessem nos ajudar a escolher o que plantar no primeiro ano; eu teria uma boa conversa com meu avô, especialista no ramo, e pediria emprestado seu almanaque e seus catálogos de sementes. Tanto eu como ela iríamos atrás de luvas, pás, ancinhos e tesouras de poda.

Logo tínhamos uma pilha de livros e recortes de revistas entre as páginas, tabelas com o que pretendíamos plantar, quando e onde, uma cesta com todas as ferramentas de que precisaríamos, galochas e pacotinhos de sementes. Combinamos de nos encontrar sábado de manhã na horta comunitária para começar a encher nosso canteiro.

O dia estava quente e ensolarado. Ao sair do carro, senti o cheiro agradável de terra que acabou de ser cultivada. Depois de encontrar nosso lote e usar estacas e barbante para demarcá-lo, cumprimentamos vizinhos, prendemos o cabelo com bandanas e nos lançamos ao trabalho.

O solo estava fofo, mas ainda precisava ser aplainado, e usamos as mãos e as enxadas para desfazer alguns torrões de terra. Em seguida, consultando as tabelas, repartimos o pequeno terreno. Aqui vamos plantar as ervas: manjericão, orégano, lavanda, alecrim, sálvia e tomilho. Ali, a vagem, o feijão-da-espanha e o alface, e ali os tomates. Lá no fundo vão ficar as fileiras de milho doce, abobrinha e pepino, alguns repolhos e cabeças de brócolis e, depois deles, um pequeno canteiro de batatas. Estávamos com medo das batatas – parecia bem difícil plantá-las. Porém, tínhamos lido bastante sobre elas, e suas sementes, guardadas num potinho, estavam prontas para serem colocadas na terra. Cultivar um vegetal é sempre uma aposta, pensei, um ato de fé em que se confia que a chuva vai cair, o sol vai aparecer e os processos naturais das células das mudas e das sementes vão ser ativados e pulular. Mas a aposta parecia digna da nossa fé, e começamos a cavar sulcos, espalhando as sementes e as mudas e pressionando com os dedos a terra em volta de cada uma delas.

A manhã quase chegava ao fim, e já não estávamos mais de casaco. Os rostos estavam sujos de terra. Ao me levantar para alongar as costas, vi minha amiga analisando o trabalho com as mãos na cintura.

– Pronta para um intervalo? – perguntei.

– Sim, por favor! – respondeu ela, pisando com cuidado na terra para chegar à torneira.

Eu tinha levado uma cesta de comidas para o almoço, e fomos até a mesa de piquenique para abri-la. Tiramos dela uma garrafa térmica de chá Earl Grey, levemente adoçado e ainda quente. Os sanduíches que eu tinha feito estavam uma bagunça – entre fatias grossas de pão *sourdough*, de fermentação natural, umedecidas com mostarda picante, eu tinha colocado uma boa quantidade de uma pastinha feita com grão-de-bico e abacate amassados e misturados a cubinhos de pepino, tahine, endro, um pouquinho de suco de limão e bastante sal e pimenta. Ainda coroei tudo isso com alguns brotos de folhas e fatias de tomate antes de fechar os sanduíches e embrulhá-los em panos de prato. Por último, eu tinha posto na cesta algumas maçãs e uma travessa de barrinhas de tâmara com cardamomo que havia preparado.

Era mais comida do que seríamos capazes de comer, mas pensei em usar as sobras para fazer novas amizades. Por sinal, poucos minutos depois de começarmos a almoçar, um casal de um lote vizinho que também carregava uma cesta se sentou à nossa mesa. Conversamos sobre as sementes enquanto comíamos e os dois filhos deles brincavam de correr no sol. De vez em quando, as crianças vinham até a mesa e davam uma mordida num sanduíche ou numa fruta, voltando correndo para a brincadeira em seguida. Seus pais cultivavam uma horta ali fazia muitos anos e prometeram que nos dariam dicas à medida que a estação fosse avançando.

O casal nos ofereceu um pouco de limonada e aceitou

sorridente algumas barrinhas de tâmara. Depois, voltamos todos ao trabalho. No fim da tarde, quando começamos a guardar as ferramentas, nosso pequeno lote já havia se transformado numa linda horta, com fileiras impecáveis de montinhos de terra – recheados de sementes que logo começariam a brotar – e de plantas espaçadas que ao final do verão precisariam da ajuda de grades, estacas e barbantes para se manterem em pé. Admiramos com orgulho a obra.

– Vamos ter legumes para dar e vender daqui a alguns meses – disse minha amiga.

– Acho que é melhor aprendermos a fazer conservas – falei, rindo. – Pode ser a próxima aventura.

Bons sonhos.

SANDUÍCHE DE GRÃO-DE-BICO E ABACATE

· · · · ·

PARA 4 SANDUÍCHES

São perfeitos para um piquenique. O recheio fica ainda melhor depois de um tempo na geladeira – se puder, prepare-o na noite anterior. Se você é como eu e nunca consegue fazer as coisas com antecedência, misture estes ingredientes a qualquer momento que você esteja precisando de um bom almoço. Também é uma ótima pedida! Sinta-se à vontade para adaptar a receita, acrescentando mais endro ou menos limão de acordo com seu gosto. Sem falar que ninguém tem o direito de dizer qual é a quantidade de abacate que você deve colocar numa receita. Adicione o quanto quiser, mas não esqueça que a mistura pode ficar um pouco mais mole e menos crocante.

RECHEIO DE GRÃO-DE-BICO
1 lata (400g) de grão-de-bico escorrido e enxaguado

½ xícara de picles de pepino cortado em cubinhos
½ xícara de pepino fresco cortado em cubinhos
1 colher (sopa) de endro fresco bem picado, ou 1 colher (chá) de endro seco
½ abacate cortado em fatias
2 colheres (sopa) de suco de limão siciliano
1 colher (sopa) de tahine
sal e pimenta-do-reino a gosto

PARA SERVIR
8 fatias de pão sourdough ou outro pão de sua preferência
4 colheres (sopa) de mostarda picante
4 punhados de brotos, como de alfafa ou de brócolis
fatias de tomate a gosto

Para preparar o recheio, ponha os grãos-de-bico em um prato raso e amasse-os com um garfo. Não os transforme em purê – apenas quebre os grãos, deixando alguns pedaços inteiros para dar textura ao sanduíche. Acrescente os picles, o pepino e o endro e mexa até que estejam bem misturados.

Em uma tigela pequena, amasse o abacate com

um garfo até virar um creme. Acrescente o suco de limão e o tahine e mexa. Junte a mistura de abacate à de grão-de-bico. Tempere com sal e pimenta-do-reino a gosto. Guarde o recheio em um pote hermético na geladeira por até quatro dias.

Para montar o sanduíche na hora de servir, comece tostando o pão. Em seguida, arrume as fatias em uma tábua de corte grande ou em qualquer superfície limpa. Espalhe uma camada de mostarda em quatro delas e, sobre cada uma, ponha aproximadamente ½ xícara do recheio de grão-de-bico. Antes de fechar os sanduíches com o restante das fatias, finalize o recheio com um pequeno punhado de brotos e fatias de tomate.

Embrulhe cada sanduíche em um pano de prato limpo ou em papel-alumínio. Você pode prepará-los com algumas horas de antecedência, mas eles são mais gostosos logo depois de prontos. Para o piquenique, acomode-os em uma cesta e se dirija ao seu lugar predileto para poder aproveitar ao máximo esse momento de relaxamento. É quase certo que você vai fazer amizades novas.

Cabana de portas abertas

É uma distinção com a qual muitos talvez não concordem, mas pelo que já vi chalés são na floresta e cabanas, à beira d'água.

Um chalé pode ficar numa clareira sombria, cercado de pinheiros enormes ou carvalhos idosos com galhos retorcidos. Pode ter paredes de madeira escura e uma lareira para aquecer os pés com meias grossas. É o melhor lugar para estar numa manhã enevoada de outono ou durante a primeira queda de neve do ano, com uma xícara na mão e olhos fixos na paisagem cada vez mais encoberta.

Uma cabana, por sua vez, fica às margens de um rio ou à beira de um grande lago. Suas paredes são pintadas de branco ou de um tom desbotado de amarelo; seus vizinhos são salgueiros-chorões, as primeiras árvores a se tornarem verdes no início da primavera. É o melhor lugar para estar numa tarde no ápice dos meses quentes, com um copo de chá gelado e olhos a admirar a água corrente.

Em pouco tempo estaríamos abrindo a cabana. No carro, levávamos roupas confortáveis – boas para fazer caminhadas ou limpeza na casa – e suficientes para alguns dias, sacolas de supermercado repletas de mantimentos e dois cachorros, além da nossa euforia. O caminho era conhecido, estradas que tomávamos fazia anos. Passamos pela loja onde às vezes parávamos no fim do verão para comprar refrescos e milho doce, pela cidadezinha que só tinha um sinal de trânsito e pela rodoviária coberta de hera e glicínia. Viramos na estrada estadual, passamos em frente à casa com arbustos podados em forma de animais e vagões de trem, e seguimos mais um pouco, até que o cheiro do ar começou a mudar. No fim, tínhamos nos reclinado nos bancos, apertando os olhos na tentativa de enxergar a varanda e as árvores que conhecíamos tão bem.

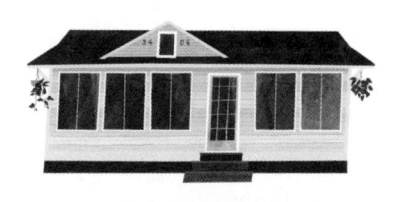

A cabana era uma casa antiga construída no início do século passado, com paredes de madeira pintada de branco e a frente tomada por janelas. Enquanto parávamos o carro, os cachorros perceberam onde estávamos e ficaram tão entusiasmados quanto nós. Quando abrimos as portas, eles saltaram e puseram os focinhos para trabalhar numa investigação minuciosa de cada centímetro do gramado.

Ficaram até conferindo o livrinho de hóspedes, vendo quem tinha passado por ali desde que fechamos a casa no outono. Enquanto farejavam as redondezas, fizemos nossa pequena vistoria, conferindo se as telas das janelas estavam bem presas. Vimos que alguns galhos, provavelmente derrubados por um temporal, haviam caído no telhado, e que os arbustos de lilás estavam cheios de botões.

Começamos a subir os degraus da varanda, e os cães correram na nossa frente, loucos para entrar na casa. Enquanto não os alcançávamos, os dois ficaram farejando o espacinho debaixo da porta e abanando os rabos. Procurei no chaveiro a chave certa, que tinha um coraçãozinho pintado com esmalte de unha vermelho, e a enfiei na fechadura. Os dois dispararam ao ver a porta se abrir, e nós, enquanto eles corriam de um quarto para outro, fomos abrir as cortinas, persianas e janelas. Por trás do cheiro de lugar fechado muito tempo, eu já sentia o perfume tão característico daquela casa. Ela cheirava a madeira antiga aquecida pelo sol, a livros velhos e às estantes em que há muitos anos eles vivem. Junto desses aromas, senti o de água fresca e o de centenas de cafés da manhã preparados aos sábados. Era a melhor combinação de cheiros do mundo.

Quando terminamos de esvaziar o carro, os cachorros já tinham se cansado de farejar e estavam deitados sob o sol da varanda. Arregaçamos as mangas e começamos a arrumar a pequena casa. Trocamos os lençóis da cama, varremos o chão e abastecemos os armários da cozinha e a geladeira. Pusemos toalhas limpas no banheiro e tiramos o pó dos móveis. Tivemos dificuldades com os disjuntores e o aquecedor de água, mas depois de algumas tentativas conseguimos acertá-los.

– A gente devia anotar o passo a passo para não esquecer no ano que vem – comentei.

– Aham.

Sabíamos que não íamos anotar nada – fazia parte da tradição.

Instalamos o varal no quintal, felizes em pensar que em breve estaria cheio de toalhas e roupas de banho. Cumprimentamos os vizinhos, acenando e gritando "Oi!" e "Como vocês estão?". Ainda havia muitas coisas para fazer, mas tínhamos trabalhado o bastante para aquele dia. Então, preparamos sanduíches na cozinha e os levamos até a beirada do deque, onde nos sentamos com as pernas balançando e os dedos dos pés a poucos centímetros da água ainda gelada do rio.

Será que é assim com todo mundo? A água chama a pessoa como se ela fosse seu lar? A pessoa começa a se estressar quando passa muito tempo longe dela? E sente a energia se renovar ao retornar às suas margens? Talvez seja porque cresci junto da água – porque dormi inúmeras vezes na rede da varanda quando criança, porque mergulhei no deque todos os anos da minha vida desde que aprendi a andar. Ou a água atrai a todos igualmente? Será que se tivesse passado a infância num deserto, caminhando entre as dunas e celebrando as raras oportunidades de passar o dia sob a sombra das palmeiras, eu sentiria uma atração semelhante pelo clima árido?

Vi um braço se erguer ao meu lado e um dedo apontar na direção de um objeto comprido de ferro que estava surgindo à distância no rio.

– Navio!
– Navio! – repeti.

Veríamos centenas iguais àquele até o fim do verão, mas avistá-los nunca deixava de ser divertido. Alguns deles, que víamos ano após ano, já conhecíamos bem – suas inscrições estavam registradas em várias páginas do livrinho de navios, e sabíamos o comprimento, o que transportavam e se estavam ou não carregados ao passar por ali. Aquele, no entanto, estava novinho em folha, com pintura e acabamentos impecáveis. Eu adorava ouvir a buzina dos navios à noite, ver as proas e popas iluminadas deslizando sobre a água negra. Não existia sono melhor que o das noites na cabana, nem despertar melhor que o das manhãs passadas ali.

Ouvimos os barulhinhos das patas dos cachorros, que desciam para o deque para se juntar a nós, e uma cabeça felpuda recostou na minha coxa. Acariciei a orelha macia da minha cachorra, assim como o pequeno espaço entre seus olhos. Ficamos todos em silêncio enquanto olhávamos o vagaroso navio, o rastro que ele deixava na água e as aves aquáticas que voavam no céu. Não havia dúvida de que um chalé podia ser divertido, mas nossa casa era uma cabana, e era o melhor lugar possível para passar o verão.

Bons sonhos.

MEDITAÇÃO À BEIRA D'ÁGUA

. . . .

Para começar, fique em pé perto da água. Mantenha os pés alinhados aos quadris e sinta o peso do corpo se deslocar ligeiramente para a frente, sobre o arco dos pés. Deixe braços e mãos relaxados e feche os olhos. Inspire pelo nariz e solte o ar pela boca.

Perceba o que você é capaz de ouvir no ambiente ao redor. A água pode se mover e fazer algum barulho; talvez haja pássaros, insetos ou, quem sabe, outras pessoas. Apenas escute os sons, sem formar qualquer juízo de valor sobre eles. Tente aumentar a curiosidade: perceba o volume e o ritmo de cada som, e até mesmo a qual dos ouvidos ele está chegando.

Abra os olhos devagar e concentre a atenção em um único detalhe da paisagem. Talvez uma árvore, uma nuvem ou um barco que estejam a uma distância média. Mais uma vez, não desenvolva qualquer opinião sobre o que está vendo – apenas perceba as formas, as cores e as texturas. Deixe o olhar passear pela água, observando a corrente e as ondulações.

Continue, por mais alguns minutos, a sentir o peso do corpo se equilibrando sobre os pés, a escutar os sons ao redor e a observar os detalhes da paisagem. Meditar é prestar atenção de maneira calma. Foi o que você fez. Inspire fundo mais uma vez pelo nariz e solte o ar pela boca. Ótimo.

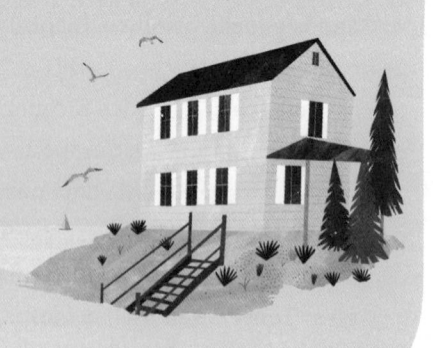

O roubo de lilases

Há somente alguns dias na primavera em que é possível sair de casa e, depois de uma brisa suave, sentir o cheiro de lilases.

Uma boa tática é firmar os pés no chão e respirar bem fundo seu perfume, doce e intenso, para tentar guardar na memória esse prazer até o ano seguinte.

Lembro-me de, quando criança, encostar o rosto em suas flores macias e, com as bochechas úmidas de orvalho, me perguntar como era possível que algo fosse tão cheiroso e tão vistoso, e crescesse de forma tão abundante, e ainda fosse... permitido. Parecia bom demais, perfeitamente alinhado com tudo que é agradável, para crescer de maneira natural. Mas os lilases têm um senão. Florescem uma vez no ano e têm vida curta. O melhor a fazer é apreciá-los no pé: quando são cortados e levados para casa, murcham rápido, secam e, óbvio, perdem o delicioso perfume.

Ainda que eu soubesse de tudo isso, queria tê-los à minha volta durante toda primavera, pelo tempo que fosse possível, e isso quer dizer que eu precisaria tomar uma providência, mesmo que ela envolvesse uma pequena transgressão. Eu roubo lilases, sabe? Os roubos não são impulsivos, muito menos espalhafatosos – às vezes nem são notados. Sou como um ladrão ardiloso: planejo com todo o cuidado os detalhes do crime e fujo antes que alguém possa me flagrar. Caminhando pelo bairro, eu poderia estender casualmente a mão na direção de uma flor que despontasse entre as ripas de uma cerca e depois enfiá-la numa caixa de correio para que alguém a encontrasse mais tarde. Mas não sou ingênua a ponto de praticar um furto como esse tão perto de casa.

Para isso, equipei o carro com ferramentas (uma cesta de vime, luvas de jardinagem e um pequeno conjunto de tesouras de poda), vesti uma roupa discreta e rumei para o campo. Numa estradinha de terra, havia uma antiga fazenda abandonada fazia muitos anos e que eu conhecia bem. Eu havia estudado o lugar anos antes e ido embora com a convicção de que a casa estava vazia e o jardim, repleto de arbustos de lilás. Parei o carro na entrada da estradinha, para não levantar suspeitas. Se alguém me perguntasse, eu poderia dizer que o carro tinha enguiçado e que, enquanto o motor esfriava um pouco, eu tinha descido para aspirar o perfume das rosas. Como fazem os mestres do crime, dei uma risadinha ao pegar as ferramentas no banco de trás, para então percorrer o longo e poeirento caminho que levava até a antiga casa.

Com o sol no rosto, parei e tentei imaginar por um momento as pessoas que tinham vivido ali. Vi crianças correndo nas plantações de hortaliças e os cachorros indo atrás delas, velas de estrelinha no Dia da Independência, uma cozinha com dezenas de potes de picles fresquinhos descansando em panos de algodão, uma árvore plantada cem anos atrás para celebrar um dia especial e que se transformara na enorme árvore que eu estava vendo agora. A casa era rodeada por uma varanda ampla, e apesar dos degraus com falhas na escada e da tinta desbotada e descascada nas paredes, percebia-se que um dia fora um lugar querido por seus donos.

Depois de usar o olfato para chegar até os volumosos pés de lilás, calcei as luvas e abri a caixa de tesouras. As flores estavam exuberantes, tão pesadas que os galhos pendiam. Largando a cesta no chão, comecei a aliviá-los daquele fardo. Fiz isso sem pressa, sentindo bem o perfume no ar, apreciando as flores pequenas e esperando pelas abelhas, que trocavam de flor a todo instante. Mesmo depois de eu encher a cesta até quase transbordar, os arbustos ainda pareciam tão recheados de flores quanto no início. Percorri depressa o caminho de volta e, com um olhar furtivo para um lado e para o outro da estrada, enfiei o contrabando no carro e fugi.

Aquela história de roubar havia me deixado com sede, e eu mal podia esperar para tomar o café gelado de um pequeno estabelecimento que ficava perto de casa. Resolvi levar as flores comigo. Consegui uma pequena mesa do lado de fora e, depois de acomodar a cesta na cadeira ao lado, pedi um café com um toque de leite de coco. Amarrando-os com pedaços de barbante, fiz pequenos buquês com os lilases – alguns seriam para mim, outros eu deixaria na porta de amigos.

– Você roubou esses lilases? – ouvi uma voz atrás de mim.

Ao me virar, vi um senhor idoso de cabelo grisalho e olhos brilhantes me olhando por cima do copo de café.

– Que lilases? – perguntei, fingindo inocência.

Ele deu uma piscadela para mim e encostou o dedo na lateral do nariz.

– Os iguais se reconhecem.

Soltei uma gargalhada e lhe estendi um dos buquês. Ele enfiou o rosto nele e aspirou o perfume, soltando um suspiro contente.

Conversamos por alguns minutos sobre nossos locais preferidos. Ele me falou de um lugar perto da autoestrada, e eu lhe contei de um arbusto atrás da biblioteca. Ele ergueu o ramo de flores em agradecimento, e eu fui embora com a cesta para dividir o restante da mercadoria roubada entre amigos e desconhecidos no caminho de casa.

Bons sonhos.

Uma surpresa

O dia estava amanhecendo.

Olhei para o céu azul brilhante atrás de uma camada de altocumulus, aquele tipo de nuvem que parece a superfície ondulada de um lago num dia de vento. Havia uma xícara de café ao meu lado, exalando vapor e misturando o aroma rico e levemente tostado ao cheiro de grama e horta que chegava à varanda na frente de casa. Os dias haviam sido amenos nas últimas semanas, mas aquela era a primeira manhã quente do ano, e eu já tinha tido certeza disso ao acordar. Talvez eu tenha sentido um cheiro diferente entrando pela janela, ou talvez os pássaros tenham mudado o canto por causa do calor – o fato é que, antes mesmo de abrir os olhos, eu sabia que o dia seria lindo e ensolarado. Na cadeira da varanda e sem nada planejado para aquele dia, eu bebia calmamente o café e observava as mudanças no céu. Do outro lado da rua a gatinha da minha vizinha, uma siamesa marrom-claro com manchas escuras ao redor dos olhos e das orelhas, caminhava sobre o encosto do sofá próximo à janela. Por fim, ela se sentou para olhar os passarinhos que remexiam os galhos das velhas árvores da rua.

Eu estava na minha segunda xícara de café quando o vi: um pedacinho sujo de papel no degrau mais alto da varanda, preso embaixo de um vaso de plantas vazio. Franzi a testa e refleti por um momento. Eu tinha deixado algo cair ali? De repente era uma correspondência, ou será que uma lista de compras tinha escorregado do bolso do casaco? Desloquei o vaso e vi que o pequeno papel era um bilhete escrito à caneta. Sorri. "Flores para a sua varanda", estava escrito. Embaixo dele havia três pacotinhos de sementes de flores, cada uma de um tipo e de uma cor diferentes. Ao apanhá-los, olhei para os lados para ver se a pessoa que havia deixado aquele presente ainda estava por perto e à espreita.

Lembrei-me então de uma velha amiga que era especialista em presentes furtivos. Uma vez, ela escondeu uma bugiganga que tinha me visto admirar numa loja num pote vazio no fundo do meu armário de cozinha. Levei semanas para encontrá-la, mas, quando isso aconteceu – numa noite em que, de pijama e pantufas, eu estava procurando algo para beliscar –, senti como se tivesse ganhado uma coisa mágica. Mais do que a bugiganga, ela tinha me dado o maravilhamento de presente.

Olhei para as sementes, chacoalhando as embalagens de papel para ouvir o barulhinho delicioso. Eu estava com aquela mesma sensação agora. "E se eu usar o meu dia para tentar surpreender algumas pessoas?", pensei.

Levei as sementes e a xícara para dentro de casa e fiz alguns planos. Tinha preparado uma fornada de muffins no dia anterior, cheios de sementinhas de papoula e limão – pus alguns numa velha lata de biscoitos, ao redor da qual amarrei uma fita. Naquela semana, na biblioteca, eu havia esbarrado com uma pessoa que morava na minha rua. Ela estava no último semestre do mestrado, passando dias inteiros na companhia de pilhas de livros e escritos espalhados sobre a mesa. Preguei um cartãozinho na lata: "Lanche para o estudo", escrevi.

Alguns minutos depois, deixei os biscoitos na entrada de sua casa e disparei pela rua rumo ao café e às lojas da esquina. Vi um parquímetro com o tempo esgotado em frente ao supermercado e enfiei nele algumas moedas que tinha no bolso. Comprei um pequeno buquê de margaridas e narcisos e entrei na livraria. Na imensa estante de ficção histórica que ficava nos fundos da loja, encontrei um espacinho entre os livros e deixei as flores ali. "Para você", o bilhetinho dizia dessa vez.

Caminhei pelo parque recolhendo restos de comida largados pelos cantos e pus uma moeda no dispensador de ração dos patos. Um pai estava todo atrapalhado cuidando de dois filhos pequenos, e parei um segundo para ajudá-lo a amarrar o cadarço de um deles e a abrir uma embalagem de biscoito. Segurei uma porta, apanhei um lápis que tinha caído no chão, tirei uma foto de um cachorro sentado em frente a uma loja e enviei para um amigo com quem não falava fazia um bom tempo. Ajudei um entregador a chegar ao endereço certo. Devolvi uma bola ao pátio de um colégio. Sorri e diminuí o ritmo – como a correria às vezes parece ser contagiosa, pensei que andar com calma e sossego seria uma maneira de ajudar.

No caminho de volta, deixei na caixa de correio da casa em frente à minha um pacote de ratinhos de brinquedo com enchimento de erva-dos-gatos. Ainda sentada no encosto do sofá, a gata me olhou. Em seguida, interrompeu o banho e me presenteou com um lindo movimento de cauda.

Em casa, estendi algumas folhas de jornal sobre a mesa da cozinha e deixei tudo pronto para plantar as sementinhas de flores. Eu tinha parado numa loja de materiais de arte e comprado tintas coloridas, além de pequenos pincéis. Com eles, dei nova vida aos vasos, cobrindo-os de figuras e padrões. Em seguida, enchi-os com terra adubada e distribuí nela as sementes, pegando um pouquinho de cada pacote e imaginando como ficariam quando florcessem – três pequenos arco-íris sobre a terracota. Molhei a terra direto na torneira e devolvi os vasinhos aos pratos na varanda da frente. Uma das coisas que pintei neles foi uma mensagem, e virei-os para a rua para que a pessoa que tinha me presenteado pudesse lê-la quando passasse por ali.

Dizia: "Agradeço muito."

Bons sonhos.

DEZ PROPOSTAS DE GENTILEZAS

· · · · ·

1. Faça uma avaliação positiva de um estabelecimento de que você gosta.
2. Pergunte ao seu vizinho se ele gostaria que você levasse alguns itens para a reciclagem quando você for descartar os seus.
3. Envie uma mensagem afetuosa a um amigo que você não vê há muito tempo.
4. Seja babá por uma noite de uma criança cujos pais precisem de um pouco de diversão.
5. Procure o gerente de uma loja ou um supermercado e conte a ele como você foi atendido especialmente bem.

6. Decore o nome das pessoas e as cumprimente sempre que puder.
7. Tenha um guarda-chuva extra na bolsa ou na mesa de trabalho para emprestar a um colega quando estiver chovendo.
8. Não mexa no telefone quando estiver na companhia de outras pessoas.
9. Quando estiver com o carrinho cheio, dê a sua vez na fila do supermercado a quem estiver com poucos itens para comprar.
10. Cuide do próprio bem-estar – essa é a forma mais elevada de caridade.

Vaga-lumes numa noite de verão

As crianças nascem acreditando em mágica.
    Eu, mesmo depois de crescer, continuei acreditando. Os adultos tentavam me dizer que mágica não existe, só acontece nas histórias, mas eu enxergava tantas evidências do contrário que tinha a impressão de que eles estavam tentando convencer a si mesmos. Afinal, como explicar as vezes em que você colocava o dedo na saída de moedas de um telefone público e encontrava 50 centavos? E quando abre um livro na página certa, seus olhos pousando bem naquela palavra ou ilustração em que você havia parado? E aquela pedra que você encontra no chão e que se encaixa perfeitamente na palma da mão? Se mágica não existe, o que dizer dos vaga-lumes?

Eu esperava por eles nas noites de verão, espreitando a escuridão da varanda dos fundos ou da janela do meu quarto. Quando chegavam, eu achava que tinham vindo por minha causa. Será que tínhamos como conversar – eles com sua linguagem de piscadas cintilantes, eu com a minha de admiração silenciosa? Eu pisava na grama úmida, observava e esperava. Nunca tentava aprisioná-los em potes, sabendo já naquela época que ninguém gosta de ser enclausurado. Em vez disso, estendia a mão para ver se um deles queria pousar nela por alguns instantes. E quando um fazia isso, piscando para mim durante um minuto ou às vezes até mais, eu me perguntava: "Se isso não é mágica, então o quê é?"

Mesmo depois de adulta, mantive a crença em mágica. Ainda a vejo em toda parte. O que dizer de quando seus olhos encontram os de um estranho que passa num ônibus e os olhares permanecem enlaçados até vocês se perderem de vista? E de quando, num dia frio e chuvoso, você chega ao seu restaurante predileto e fica sabendo que só há mais uma porção da comida com a qual estava sonhando? E quando você descobre que o ferro no seu sangue surgiu no interior de uma estrela antes mesmo de a Terra existir? Alguma vez você já pulou num lago num dia quente de verão e, cercado de água, se esqueceu de todos os outros momentos da vida? Vá em frente, continue a dizer que mágica só acontece nos livros.

Como aquela era justamente a noite em que as árvores ficavam repletas de vaga-lumes, resolvi ir em busca deles. Calcei sandálias e saí, tentando não fazer barulho. Onde procurar? No jardim? Nas árvores atrás do galpão? Não... no parque. "Hoje eles vão estar no parque", pensei. Na rua, o ar ainda estava quente do sol de poucas horas antes. Algumas das casas estavam com as luzes acesas, e eu podia avistar uma cabeça ou o pedaço de um livro iluminado por um abajur; outras estavam escuras e silenciosas, todos já deitados. Dias ensolarados são ideais para uma boa noite de sono. Em algumas varandas, cachorros dormiam em tábuas ainda mornas, os donos apreciando a noite em cadeiras de balanço. Cumprimentei a todos, acenando e retribuindo o boa-noite baixinho.

No parque, caminhei sem pressa, sorrindo para a senhora sentada num banco com o cachorro cinza e desviando um pouco a rota para dar privacidade ao casal abraçado ao lado do chafariz. Enfim, cheguei ao pequeno lago. Sentei-me num banco que ficava no final do píer, próximo à água. Na brisa fresquinha da noite, era possível ouvir o barulho dos sapos e o zumbido dos insetos.

Logo os avistei, luzindo ao redor de hastes de hostas e dos troncos de bordos altos. Levantei-me e fui até a borda do píer, apoiando os braços sobre a cerca de madeira. Eles brilhavam, tremeluziam. Você já percebeu quantos verbos encantadores existem para descrever os efeitos da luz? Cintilar, chamejar, coruscar. Fulgurar, luzir, resplandecer e – talvez o meu preferido – dardejar. Fazia algumas horas que o sol não dardejava. O lago estava imerso na escuridão. Com o queixo apoiado nas mãos, observei os vaga-lumes. Uma vez ouvi falar que em certos trechos do Nilo eles recobrem a paisagem por mais de um quilômetro e piscam em uníssono. Imagine como deve ficar iluminada, e em seguida escura, e como deve parecer que os vaga-lumes estão se comunicando. Chamam isso de emergência – quando a ordem emerge do caos. Talvez seja outra maneira de dizer mágica.

Passados alguns minutos, dei início ao percurso de volta, deixando para trás o píer de madeira, o chafariz, os bancos e os caminhos circulares do parque. Logo estava caminhando mais uma vez pelas ruas do meu bairro. No quintal de uma casa vizinha, vi um grupo de amigos rindo e contando histórias ao redor de uma fogueira. Em outra noite eu poderia me juntar a eles, mas naquele momento estava feliz em ficar só, em sorrir enquanto escutava suas vozes animadas no caminho para a minha casa tranquila.

Cruzei o portão da frente e me sentei na varanda. A noite estava limpa e repleta de estrelas, e dava até mesmo para ver Marte. Eu sabia que dali a pouco, uma hora da manhã, isso deixaria de ser possível, mas que logo depois Júpiter e Saturno apareceriam. Então, quando o dia estivesse prestes a raiar, brilhariam Vênus e, um pouquinho atrás, Mercúrio. Os planetas iam e vinham sem precisar da minha ajuda. Pensei nos lençóis macios, no travesseiro refrescado e perfumado pela noite em movimento, e resolvi me levantar e entrar em casa. Ao trancar a porta, respirei fundo e devagar. Meu próximo passo seria dormir e sonhar. Mais mágica.

Bons sonhos.

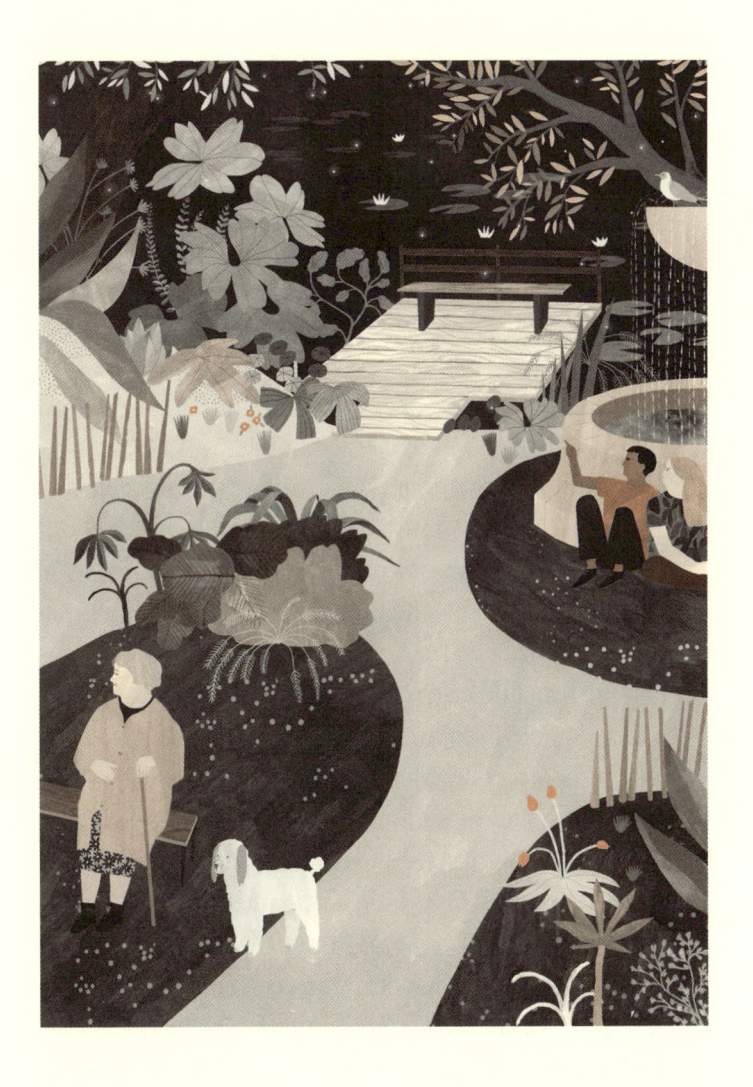

Um lugar que mais ninguém conhece

Quando eu era adolescente, tinha fascínio pelo romantismo das noites de verão.

Enquanto descia com pressa os degraus da frente de casa, pensava: "Essa noite tudo pode acontecer." Em geral, não acontecia nada de mais. Eu e meus amigos passávamos outra noite bebendo café numa lanchonete, vendo um filme no cinema ou ouvindo música no carro de alguém no estacionamento do parque. Mesmo assim, eu nunca deixava de sentir que as noites de verão guardavam uma dose extra de possibilidades mágicas. Tem a ver com o ar quente, que nos deixa mais corajosos. O inverno nos mantém em casa, protegidos, descansados. O verão nos tira de lá. "Vá conhecer alguém, fazer um amigo, descobrir uma coisa nova", chama ele.

A sensação continuou depois que cresci. Naquela noite, por pouco não decidi ficar em casa. Estava lavando meu prato depois do jantar (massa com azeite, os primeiros tomates-cereja da estação e um punhado de ervas da jardineira da janela) e olhando a noite lá fora. Pensei em continuar desenhando no caderno e ouvindo música – eram distrações perfeitas para mim. No entanto, o vento mudou de repente de direção, e senti uma brisa no rosto. A cozinha se encheu do cheiro da noite de verão, e pressenti o mesmo chamado de quando eu tinha 15 anos. "Venha para a rua... Venha ver... Você pode ter uma surpresa."

Alguns minutos depois, eu estava passeando de bicicleta pela vizinhança. Tinha sido um dia quente, e o vento que soprava me refrescou de uma forma deliciosa. Eu não sabia aonde estava indo, apenas continuei a pedalar. Fiquei em pé sobre os pedais para subir uma ladeira, e em seguida a desci quase planando. Passeei pelo bairro de antigas casas vitorianas, dando uma espiada entre os portões de ferro trabalhado. Alguns escondiam jardins ingleses impecavelmente cuidados, com fileiras simétricas de delfínios floridos. Vi mato crescendo solto e tomando conta de propriedades abandonadas. Gostava mais dos lugares abandonados. Pareciam cheios de segredos e histórias.

Pedalei até o centro da cidade, onde havia cafés movimentados em quase todas as esquinas. As pessoas comiam, bebiam, contavam histórias. Ao parar num sinal vermelho, observei um casal que estava dividindo um prato. Imaginei que deveria ser o primeiro encontro. Eles pareciam um pouco hesitantes, lançando a todo momento olhares rápidos um para o outro antes de dar sorrisos sinceros. "Talvez seja o segundo encontro", pensei. Pedalei até o parque e prendi a bicicleta junto ao quiosque de livros, fechado àquela hora. Comprei uma raspadinha de limão de um ambulante e me sentei num banco por alguns minutos.

Havia uma memória agradável guardada, algo relacionado ao parque. Talvez tenha sido a raspadinha de limão que a despertou. Será que tínhamos comprado uma naquela noite? Semicerrei os olhos: era o auge do verão, as cigarras cantavam. Estacionamos as bicicletas ao lado do chafariz.

Tendo decidido explorar melhor aquela memória, eu me levantei do banco e joguei o copinho vazio na lixeira de recicláveis. Segui até um caminho nos fundos do parque, sentindo que ele me chamava. Estreito, a princípio era coberto de cascalho, mas logo dava lugar a lascas de madeira e, a seguir, areia úmida.

Tínhamos estado ali depois de descobri-lo por acaso. Ele conduzia a uma clareira ampla, coberta de grama, e era delimitado num dos lados por uma aleia alta de buxeiros. Os galhos formavam um paredão verde que parecia indicar o fim do parque, mas... não. Havia um buraco, quase invisível na penumbra e pouco mais largo que meus ombros, por onde era possível passar e... sim. Ali estava.

Naquela noite, tínhamos descoberto um jardim secreto. De olhos arregalados, começamos a rir com euforia.

Achávamos ter encontrado um lugar que nunca havia sido visto por ninguém. Não é assim quando somos jovens? Estamos sempre descobrindo ou inventando coisas. Como se ninguém jamais tivesse se apaixonado ou tido o coração partido como nós, ou passado por um milhão de outras circunstâncias que fazem parte do processo de amadurecer e nos tornar quem somos.

Examinei o laguinho de pedra levemente esverdeado que se estendia ao longo da fileira de árvores, um banco coberto de musgo num dos cantos e a velha estátua de uma mulher, quase totalmente coberta por trás da hera. Meu coração batia um pouco mais rápido com essas lembranças. A princípio parecíamos o casal na mesa do café, hesitantes e com um pouco de vergonha. Mas não éramos páreo para o poder de uma noite de verão – foi ela que acabou derrotando nossa timidez. Fui eu que fiz o primeiro movimento? Que me inclinei? Ou foi...? Hum...

Pedalei pelo caminho de volta com a sensação de prazer por ter recuperado aquela memória. Estava contente de ter saído de casa. Numa noite de verão, tudo pode acontecer. Eu podia reencontrar o caminho para um lugar esquecido, um lugar que mais ninguém conhecia.

Bons sonhos.

Um show no parque

Era um dia de sol no meio da semana, em pleno verão. Eu havia passado alguns minutos no quintal depois de chegar do trabalho, colhendo lírios-tigres que havia colocado num vaso sobre a mesinha em frente à entrada de casa – menos um, que pus num vaso de vidro e deixei na mesa de cabeceira. Uma pessoa amada costumava fazer isso para mim sempre – um vaso de flores na mesinha, uma flor ao lado da cama –, e eu achava aquilo tão romântico e amável que mantive o costume desde então. Romance e amor são sempre importantes, mesmo quando estamos sozinhos.

Peguei na geladeira um copo de chá gelado e, pela janela da cozinha, olhei os carros passando na rua. Os pensamentos se perderam em devaneios enquanto eu observava o tráfego. Um carro seguindo em frente, outro virando, e fiquei me perguntando aonde eles estariam indo naquela tarde gostosa de verão. Tive uma daquelas percepções repentinas que às vezes se revelam quando nos colocamos no lugar dos outros: todas as pessoas são protagonistas de suas histórias, nas quais entramos e saímos de cena como coadjuvantes ou figurantes, mas, no fim, só conhecemos de verdade a nossa própria.

Apoiei o copo na bancada, e meus olhos recaíram sobre o calendário preso com um ímã à lateral da geladeira. Eu havia escrito semanas antes no espaço daquele dia: "Show no parque! 18 horas." Olhei o relógio, e faltavam somente 15 minutos – era o tempo que eu levaria para caminhar até a cidade e achar um bom lugar para me sentar.

Peguei a bolsa, amarrei os sapatos e saí num passo apressado em direção ao parque. Era uma sensação boa a de caminhar depressa com a brisa quente do verão soprando na minha pele. Fui olhando os quintais no caminho, reparando nos diferentes tipos de grama, flores e plantas folhosas. Numa esquina próxima ao parque, uma casa antiga tinha vasos de pedra imensos em cada lado da entrada; parei para observar as orelhas-de-elefante com seus caules magros de quase dois metros de altura. As folhas macias e cheias de veias coloridas tinham o formato de flechas e eram absurdamente grandes. Eu queria ver o tamanho delas quando setembro chegasse.

Passei pelo lago e avancei um pouco mais até encontrar um espaço em forma de concha abaixo do nível do chão, com arquibancadas e um palco protegido por uma cobertura de ripas de madeira adornadas com trepadeiras.

A banda já estava tocando – um quarteto de jazz com bateria, contrabaixo, piano e saxofone. O lugar estava cheio de gente, uma combinação de pessoas sozinhas, famílias e casais que, como eu, tinham vindo porque já sabiam do show com outras que tinham ouvido a música por acaso ao sair do trabalho e foram aproveitar o espetáculo. Apoiei as costas contra a pedra gelada do encosto e fechei os olhos para escutar. A música seguia caminhos conhecidos de que eu me lembrava dos discos de jazz antigos ouvidos desde a infância, mas em seguida mudava de rumo, introduzindo temas e ritmos estranhos, para depois voltar à forma anterior e mudar de rumo mais uma vez. Olhei para o palco e fiquei observando o pianista e o saxofonista. Eles se olhavam, volta e meia balançando a cabeça, como se dissessem: "Isso, ótima ideia, vamos seguir nesse ritmo." Às vezes, um deles dava risada, e eu percebia que o outro havia acabado de contar uma piada musical. Eles conversavam numa linguagem desconhecida para mim; eu não era capaz de traduzi-la, mas o que escutava era bem bonito.

Observei um garotinho algumas fileiras à minha frente. Ele estava assistindo à contrabaixista deslizar a mão pelo braço do instrumento, para cima e para baixo, pressionando as cordas com dedos fortes e confiantes. Quando o saxofone soou mais alto e a melodia espiralou no ar, ela girou o contrabaixo sobre o espigão e o segurou de novo a tempo de dar continuidade ao ritmo. O menino batia palmas e balançava as pernas seguindo o compasso da música.

Lembrei que alguns anos antes, em outro tipo de espetáculo, eu tinha sentido algo bastante parecido. O lugar era um teatro antigo e espaçoso, com assentos de madeira que rangiam e um teto coberto de murais simétricos, emoldurados, de mais de um século de idade. Sabendo que eu estava sonhando em ir àquele concerto, uma amiga havia conseguido uma entrada. O lugar era bem no centro da primeira fileira, e eu quase podia encostar no violoncelista enquanto ele entrava no palco e se sentava com o instrumento. Eu já esperava que fosse ficar encantada com a música, que a acústica da sala fosse me deixar de queixo caído. O que não havia previsto foram as lágrimas que deixei cair, a sensação de perder o fôlego, a maneira como eu mal conseguia acompanhar as notas à medida que elas atravessavam meu peito. Pus a mão no peito, respirei fundo e mantive o olhar fixo no músico, para não quebrar o encanto. Eu nunca tivera uma experiência igual àquela. Aquele homem não estava só falando uma linguagem que eu não conhecia – ele mesmo parecia ter vindo de outro planeta para nos mostrar como é a linguagem do outro lado do universo.

Nem todo mundo é capaz de tocar daquela forma – cada geração tem uns poucos músicos que são –, mas isso não diminuía em nada o prazer daquele show despretensioso no parque ou o poder que uma sequência de acordes tem de pôr fim aos pensamentos e nos fazer presentes. Na vizinhança, havia uma pessoa que tocava clarinete. De vez em quando, enquanto caminhava, eu ouvia a música saindo de uma janela aberta no segundo andar da casa. Alguns trechos soavam um pouco hesitantes, e às vezes ouvia-se um ruído estridente, mas parecia que o instrumentista era paciente e obstinado, e ouvi-lo tocar sempre me deixava feliz. Eu lembrava a época em que tocava na banda do colégio; costumava brincar que o meu instrumento era a oitava flauta, ainda que houvesse só cinco na banda. A verdade é que desisti por não ter conseguido aprender rapidamente. Com a minha imaturidade da época, eu achava que se não fosse estar entre os melhores não queria nem mesmo tentar. Tolices da juventude. Fiquei feliz em perceber que os anos haviam passado e me trazido sabedoria, e que agora eu era capaz de entender que não precisava estar entre os melhores e que não faltavam diversão, aprendizado e propósito na simples ação de tocar um instrumento.

Torci para que o garotinho que batia palmas e remexia as pernas fosse mais sábio do que eu quando chegasse a sua vez de tocar na banda do colégio. Pensei também que todos têm uma jornada de aprendizado única. Todos têm uma história para contar.

Bons sonhos.

Noites de verão

Nadamos o dia inteiro.

Corremos pelo deque, os pés molhados fazendo ranger as tábuas desbotadas de sol, e mergulhamos no lago uma e outra vez. Demos voltas em caiaques e em *stand up paddles*. Boiamos com preguiça em pneus, só os dedos mergulhados na água. Trocamos ideias. Cantamos junto com o rádio e contamos piadas, rindo à beça. Então nos deitamos em espreguiçadeiras, colocamos chapéus de palha sobre o rosto, nos espreguiçamos e pegamos no sono debaixo do sol quente do verão. Depois de acordar, pegamos bebidas geladas no *cooler*, comemos tortilhas com salsa mexicana e pulamos de novo no lago, espirrando água sobre livros e revistas.

Quando o sol começou a baixar, vestimos nossos shorts e camisetas sem manga sobre as roupas de banho e voltamos para casa para preparar o banquete de verão que tínhamos planejado para o jantar. Naquela semana, a horta andava exuberante e as barracas da feira, irresistíveis; por isso, a casa estava cheia de frutas e legumes fresquinhos. Confiamos duas dúzias de espigas de milho a alguns integrantes da turma, que as levaram para a varanda dos fundos para descascá-las. Acendemos a churrasqueira e, sobre a grelha, acomodamos batatinhas e fatias de berinjela e de abóbora, já temperadas. Depois de dourarem um pouco, pusemos também cogumelos portobello, que fizeram o fogo estalar.

Minha avó italiana me ensinou que na estação em que os legumes estão bem viçosos – como os nossos estavam –, devemos temperá-los somente com um bom azeite, alho, um pouco de sal e uma ou outra erva. Como tínhamos colhido uma tigela imensa de vagem naquela manhã, transformei-a numa *insalata di fagiolini*, ou salada de vagem, seguindo a receita da minha avó – com bastante hortelã fresca e um toque de vinagre. Quando os legumes ficaram prontos, cortei fatias grossas de pelo menos dois pães e as coloquei na grelha para tostar. Abacates maduros esperavam para acompanhá-las, e parti todos ao meio com cuidado. Sabe aquela sensação deliciosa de cortar e separar as metades de um abacate tendo certeza, antes mesmo de olhar, de que o interior está perfeitamente maduro – verdinho, macio e sem qualquer machucado? Desfrutei desse prazer inúmeras vezes e então coloquei generosas colheradas da polpa amassada nas torradas, que agora estavam dispostas numa travessa. Pinguei um pouco de pimenta sobre algumas delas, temperando as outras apenas com boas pitadas de sal e pimenta-do-reino.

Enquanto todos se sentavam, coloquei as travessas de torradas e os pratos da salada azedinha de vagem no centro da mesa. Havia também legumes grelhados, saladas de folhas, milho doce cozido e potes de homus, vinagrete e pesto. Falávamos ao mesmo tempo, passávamos travessas de um lado para outro da mesa, provávamos os pratos um dos outros. Copos de água gelada eram servidos, latinhas de cerveja retiradas do *cooler*, garrafas de prosecco e vinho rosé abertas. Isso tudo sem pararmos de comer. Quando o sol ia se pondo atrás das árvores, afastamos satisfeitos os pratos, mas continuamos conversando à mesa, com velas de citronela acesas para espantar os insetos. Alguém veio da cozinha com tigelas de frutas silvestres e uma torta recém-saída do forno. "Não!", exclamamos. "Não aguentamos mais." Mas demos um jeitinho e, óbvio, experimentamos a sobremesa.

Levamos a louça para dentro, e uma pessoa gentil começou a lavá-la. Outra começou a secar. Ligamos o rádio e, enquanto cantávamos, limpamos e ajeitamos as bancadas da cozinha. Dei uma escapulida para o quarto e vesti uma calça de moletom antiga e um casaco quentinho com capuz. A pele do meu corpo estava um pouco queimada do sol, mas ao mesmo tempo geladinha, e a sensação de vestir roupas novas foi fantástica. Lavei o rosto, passei hidratante nos lábios, calcei chinelos e voltei para o lado de fora.

Uma fogueira havia sido acesa, e as cadeiras estavam todas arrumadas ao redor. Esticamos as pernas e observamos as estrelas que começavam a aparecer. Vaga-lumes piscavam no mato, e uma brisa trouxe o cheiro de água para a mesa. Existe uma sensação que é típica das noites de verão e que sentimos quando olhamos para o céu e percebemos como o universo é antigo, como é grande, e como somos pequenos e simples. Foi reconfortante lembrar que eu não era tão grande, e era possível deixar de lado os rancores e as preocupações e aproveitar as pequenas alegrias que pudesse ter. Observei meus amigos – todos rindo, conversando e criando memórias juntos, o brilho do fogo refletindo-se em seus olhos. Eu me senti contente de estar onde estava e feliz por ter a companhia deles.

Recostando a cabeça na cadeira de madeira, respirei bem fundo o ar noturno do verão. Seria uma noite de sono profundo e tranquilo.

Bons sonhos.

QUATRO VERSÕES DE TORRADA COM ABACATE

· · · · ·

RENDE 2 FATIAS

Uma grande qualidade do abacate é que fica delicioso se preparado tanto de maneira simples quanto mais incrementada. Ele pode ser um café da manhã rápido e gostoso ou a estrela de um almoço ou jantar. Comece por uma boa fatia de pão, substanciosa o bastante para acomodar aquele creme delicioso. Gosto muito de usar *sourdough*, de fermentação natural, ou um pão de centeio cheio de sementes.

2 fatias grossas de um pão de boa
   qualidade
1 abacate maduro cortado em fatias

TORRADA SIMPLES
sal e pimenta-do-reino a gosto

TORRADA MEXICANA PICANTE E DEFUMADA

molho chipotle *(a Tabasco tem um bom) a gosto*
¼ de colher (chá) de tempero Tajín, ou a gosto

TORRADA COM *KIMCHI* E GERGELIM

½ xícara de kimchi
2 colheres (sopa) de gergelim torrado

TORRADA COM FOLHAS

1 xícara de rúcula
1 colher (sopa) de azeite extravirgem
1 colher (chá) de suco de limão siciliano

Toste o pão.

Coloque metade do abacate em cada fatia de pão e amasse levemente com um garfo.

Para preparar a torrada simples: salpique sal e pimenta em todo o abacate.

Para preparar a torrada mexicana picante e defumada: espalhe o molho *chipotle* e o tempero Tajín pelo abacate. Tajín é uma deliciosa mistura de pimenta chili, limão e sal. O gosto é bem forte, então prove uma gotinha antes de adicioná-lo à fruta.

Para preparar a torrada com *kimchi* e gergelim: coloque ¼ de xícara de *kimchi* no abacate que está na fatia de pão e salpique as sementes de gergelim. Se você só tiver gergelim cru, toste as sementes em uma panela sem óleo, mexendo-as por cerca de um minuto em fogo baixo. Quando estiverem levemente douradas e com um cheiro bom, tire-as do fogo e use. Gergelim torrado na hora tem um sabor incrível e fica ótimo em saladas, no arroz ou em uma tigela de *noodles* – sem falar, é claro, nessa torrada.

Para preparar a torrada com folhas: coloque a rúcula em uma tigela média. Tempere-a com o azeite e o limão e misture até que esteja bem coberta. Divida as folhas entre as fatias de pão, usando quantas quiser em cima do abacate.

Fora do caminho habitual

Sempre gostei de deixar as estradas principais e procurar por lugares em que nunca tenha estado antes.

Talvez o que eu espere seja encontrar algo surpreendente, descobrir uma ruína escondida entre árvores ou dar de cara com uma cachoeira num lugar onde eu não tinha ideia de que existisse uma. Na maioria das vezes, encontro mais árvores, mais campos e mais casas antigas caindo aos pedaços em terrenos abandonados, mas até mesmo eles são encantadores. Às vezes, vejo uma velha casinha de madeira ainda preservada no alto de uma árvore. Gosto de pensar na criança que um dia subiu pelas tábuas presas àquele tronco, que brincou de fingir que era adulta naquele cantinho acolhedor, e gosto de me perguntar onde ela deve estar agora. Será que de vez em quando ainda recorda o que sentia ao segurar a madeira para trepar ali?

O dia estava perfeito para explorar lugares novos, com um céu azul e uma brisa de verão agradável que fazia os cabelos voarem enquanto eu dirigia. Parei num pequeno cruzamento e olhei para os dois lados de uma estrada de terra. Virei à esquerda e ouvi o barulho de pedaços de cascalho sendo lançados longe pelas rodas do carro. Como a estrada era bastante acidentada, e como a todo momento esquilos a atravessavam correndo, avancei devagar, parando aqui e ali para olhar com mais calma um campo ou um trecho de mata. Ao fazer uma curva, freei abruptamente para que um bando de perus pudesse atravessar, bicando pedrinhas no caminho.

Segui em frente sem ter ideia de onde estava indo, o que era parte da graça. Não tinha obrigação de estar em nenhum lugar naquele momento – logo, podia ir a qualquer um que quisesse. Quando as colinas se transformaram em planícies, avistei ao longe alguns silos e, depois deles, umas fazendas movimentadas em que tratores e debulhadoras se deslocavam pelos campos.

Passando as plantações de milho e trigo, havia um trecho de terra recoberto de roxo. Abri bem a janela para sentir o perfume delicioso de lavanda fresquinha. Vi mais adiante uma entrada para a plantação, além de uma placa que dizia que estava aberta a visitantes.

Nunca tinha visto tanta lavanda num só lugar: os pequenos arbustos, distribuídos em fileiras perfeitas, recobriam os dois lados da passagem e se estendiam a perder de vista pelos campos à minha volta. Uma casa e um estacionamento pequenos estavam cercados por eles. Deixei o carro com as janelas abertas no estacionamento, torcendo para que um pouco daquele perfume entranhasse no interior dele, e comecei a percorrer os estreitos corredores entre as fileiras de flores. De tempos em tempos, parava para tocá-las e sentir as folhas miúdas, que se pareciam com as de alecrim. As pétalas roxinhas deixaram um perfume fresco na minha pele, com traços de hortelã, que me fazia lembrar o sabonete do meu banheiro, embora mil vezes mais potente e encantador. Se eu fosse um médico de séculos atrás e estivesse vendo aquela planta pela primeira vez, saberia imediatamente que poderia usá-la como remédio.

Segui por um caminho de pedrinhas que cortava a plantação e descobri algumas construções que podia explorar. Havia uma loja modesta montada num antigo galpão, as prateleiras cheias de sabonetes artesanais e saquinhos de flores secas. Nelas havia também pequenas garrafas de um óleo essencial potente – que eles mesmos extraíam, me contou o vendedor, cheio de orgulho – e frascos de água de lavanda para borrifar em roupas e lençóis, além de velas recheadas de pedacinhos das flores. Enchi uma cesta pequena com alguns produtos – entre eles uma garrafinha do óleo – e paguei, deixando o dinheiro dentro de uma velha lata que ficava no balcão.

Apontando para o caminho, o vendedor sugeriu que eu seguisse em frente por mais um tempo. Agradeci e aceitei o conselho. Logo adiante, um outro galpão tinha as paredes tomadas por ramos de lavanda pendurados para secar. Eles estavam sobrepostos, com os caules voltados para cima e as flores para baixo, e deviam ser mais de centenas. O ar ali dentro era abafado e dominado pelo cheiro forte; fiquei imóvel por alguns minutos enquanto me deixava impregnar pelo perfume, sentindo o corpo relaxar enquanto o inspirava, e me dei conta de que nunca tinha ido a um spa que cheirasse tão bem. A modernidade é incapaz de recriar certas coisas que são produzidas com a maior facilidade pela natureza.

Do lado de fora do galpão de secagem havia um alambique de cobre. Agachada ao seu lado, uma mulher de cabelo grisalho estava prendendo um tubo à caldeira do aparelho. Ela sorriu ao me ver e perguntou se eu sabia como a colheita era transformada no óleo vendido na loja. Respondi que não, mas que adoraria aprender. Depois de se livrar das luvas pesadas que estava usando, ela apanhou algumas flores numa cesta; disse que as tinha colhido aquela manhã, cortando o caule próximo à cabeça da flor, e que esse processo era essencial para conseguir um produto de boa qualidade. Enquanto ela me contava um pouco da história da destilação e explicava que o óleo era extraído das flores pela passagem lenta do vapor de água, andamos ao redor do alambique e nos agachamos para ver o local em que vapor e óleo eram separados e o óleo era recolhido num recipiente de vidro. Imaginei que ela já devia ter dado aquelas explicações centenas ou milhares de vezes, mas ainda assim parecia animada e orgulhosa por compartilhar os segredos do processo. Quando terminou, fez um sinal com a cabeça, indicando que havia mais descobertas na sequência do caminho.

Eu havia saído de casa pensando que veria os mesmos campos e florestas de sempre, mas torcendo para deparar com algo inesperado. Na volta, refleti sobre como é agradável ter uma surpresa, como é bom sair do roteiro habitual.

Bons sonhos.

A carta e o envelope

Tínhamos lido um livro, não lembro bem se no segundo ou terceiro ano, que contava a história de uma amizade por correspondência entre duas crianças, uma garota de Portugal e um menino do Japão. Eles trocavam cartas em que contavam um ao outro sobre família, escola e bichinhos de estimação. Uma ilustração mostrava os dois esperando pela chegada da correspondência, cheios de ansiedade para receber notícias do amigo que morava do outro lado do mundo. Aquela leitura criou na turma uma pequena fixação por cartas, e um dia a professora levou para a aula uma lista com nomes e endereços de crianças na Polônia que gostariam de ser nossas amigas por correspondência. Anotei o contato de uma menina chamada Anna e pouco tempo depois enviei uma carta. Não lembro sobre o que escrevemos, mas nunca vou me esquecer da euforia que senti ao encontrar a resposta dela na caixa de correio, nem do envelope verde que ela havia usado ou da letra engraçada dela. Eu me lembro do formato do número quatro e de como os jotas e efes eram garranchudos.

Anna e eu acabamos perdendo contato em meio às responsabilidades crescentes do ensino fundamental, mas continuei a escrever cartas para amigos, colocando flores entre as folhas e desenhando árvores e pássaros malfeitos no envelope. Às vezes era apenas um cartão-postal com uma piadinha escrita em pouco mais de um segundo; outras, cartas que se alongavam por páginas e páginas e precisavam de selos e pedaços adicionais de fita adesiva. Eu guardava, amarrados com sobras de fita ou pedaços de barbante, maços de cartas que havia recebido numa caixa espaçosa que mantinha debaixo da cama. De vez em quando, em dias chuvosos, desenterrava uma delas para relembrar o que havia conversado dez anos antes.

Naquela manhã, estava pensando nas cartas embaixo da cama quando ouvi o barulhinho da caixa de correio se fechando. Eu estava preparando o café da manhã, passando manteiga de amendoim numa grossa fatia de pão. Levei a correspondência para a mesa da cozinha e, ao ver um coração desenhado no cantinho de um envelope azul-claro, senti a mesma alegria que o menino de Portugal e a garota do Japão devem ter sentido. Era um envelope quadrado selado com adesivos de flores e com meu nome escrito numa letra miúda e perfeita. Apoiei o envelope no meu copo de suco de toranja e me sentei para terminar de comer a torrada. Gosto de aguardar um pouco antes de abrir uma carta, para deixar a expectativa crescer ainda mais – e também porque não queria sujar de manteiga de amendoim aquele belo papel azul. Sem pressa, comi o pão e uma banana que estava bem madura. Depois de terminar o suco, lavei a louça e as mãos, e só então levei a carta para um cantinho ensolarado na varanda dos fundos, de onde podia contemplar a horta viçosa enquanto lia.

A carta era de uma amiga de infância – tínhamos crescido na mesma rua, mas agora morávamos em cidades distantes uma da outra. Pessoas que não se veem com frequência trocam longas cartas, nas quais contam uma à outra sobre o trabalho, a família, os relacionamentos. São informações importantes, mas as cartas que eu e minha amiga trocávamos não eram assim. Elas continham pequenas curiosidades, situações que tivessem despertado nosso interesse nas semanas anteriores à postagem.

Dessa vez, estavam no envelope uma lista de livros que ela havia lido naquele mês, com estrelinhas para indicar o quanto tinha gostado de cada um; um cartão com a receita de um curry que a vizinha preparava; um ingresso de uma peça que ela tinha visto, com uma fala que a marcou especialmente escrita no verso; e uma cartinha do filho contando sobre a colônia de férias, além de um chiclete – semelhante ao que eu costumava mascar no ensino médio. Abri o pequeno embrulho de papel-alumínio e masquei o chiclete ali mesmo, enquanto explorava o restante dos mimos. Já havia lido alguns dos livros da lista e refleti sobre quantas estrelinhas daria a cada um deles. Lendo a receita, me dei conta de que tinha em casa todos os ingredientes necessários para o curry – o jantar estava resolvido. Relembrei algumas histórias dos *nossos* dias de colônia de férias e decidi incluí-las na minha resposta.

Entrei em casa e vasculhei a caixa de papéis. Ela guardava folhas de cores e tamanhos variados, cartões-postais – tanto de países distantes quanto da loja da esquina – e uma porção de fotos antigas. Eu as vinha juntando fazia tempo, algumas tiradas de álbuns antigos que achei no sótão, outras garimpadas em feiras de antiguidades ou vendas de garagem. Às vezes, olhando uma delas, eu me perguntava se aquela seria a única imagem que restava daquela pessoa. Em algum lugar, ela tinha vivido uma vida inteira, cheia de amores, perdas, músicas preferidas e inimigos mortais, e passar um tempo olhando o retrato era como devolver a ela um pouquinho de vida. Revirando as fotos, escolhi duas delas. A primeira era uma polaroide dos anos 1960 que mostrava um garotinho sentado junto da avó num sofá estampado medonho. Na outra, dos anos 1930, viam-se duas meninas de vestido posando em frente a uma casa de madeira. No espaço em branco embaixo da polaroide, escrevi: "Recheie uma tâmara com manteiga de amêndoa ou com folhas de hortelã... mas não com as duas!" No verso do retrato das garotas, pus um bilhete para o filho da minha amiga: "Peça à sua mãe para contar sobre o show de talentos da colônia de férias. Ela ainda sabe sapatear?" A memória me trouxe um sorriso, e imaginei que também faria o garoto sorrir. Acrescentei às fotos um recorte que eu havia tirado da seção policial do jornal local, uma notícia sobre uma mulher que vinha roubando flores do quintal do vizinho. Sublinhei este trecho: "A SUSPEITA AINDA NÃO FOI ENCONTRADA." Por último, escrevi algumas linhas sobre uma palestra a que tinha assistido naquela semana na biblioteca e cujo tema era o enxerto de macieiras. "A gema", expliquei, "é a parte a ser enxertada. O rizoma é a sua nova casa".

Coloquei tudo dentro de um envelope, selei com lacre vermelho e colei um selo em forma de estrela. Uma carta recebida, uma carta escrita. Caso minha amiga ainda se lembrasse da história do colégio, acrescentei no envelope: "Do Japão para Portugal."

Bons sonhos.

Na feira de verão

Quando éramos crianças, íamos sempre durante o dia. Passávamos horas andando nos brinquedos, jogando, comendo pretzels com mostarda e raspadinhas azuis que tingiam a boca. Sem ligar para o calor, corríamos de barraca em barraca, discutindo em voz alta qual seria a próxima. A certa altura, um pai ou uma mãe nos agrupava e nos levava para casa; sujos e exaustos, íamos relembrando todas as coisas que havíamos feito e visto.

Agora que éramos grandes, preferíamos ir no final da tarde, quando o sol começava a se esconder atrás das árvores – a parte mais quente do dia já estava superada e a brisa da noite dava um pouco de frescor ao ar abafado do verão.

Naquele dia, saímos de casa de mãos dadas e seguimos o burburinho da feira, que podíamos escutar de longe. Na minha lembrança, esses eventos eram enormes, com corredores em que era possível se perder e inúmeras atrações para explorar. Agora, porém, eu percebia que durante todo aquele tempo a feira tinha ocupado somente o parque e o estacionamento de cascalho ao lado dele, com uma fileira de barracas de artesanato ao longo da margem do rio.

Grandes caixas de madeira repletas de frutas frescas, fornecidas por um pomar da região, marcavam os limites do evento. Montes de pêssegos, ameixas, nectarinas e pequeninos damascos exalavam um cheiro doce delicioso. As frutas eram tão abundantes naquela fase do verão, e o pomar tão generoso, que as pessoas podiam pegar quantas quisessem. As ameixas são as minhas preferidas, embora possam ficar bastante ácidas e difíceis de comer se não estiverem bem maduras.

Paramos para olhar as frutas. Encontrei algumas ameixas que, apesar de pequenas, estavam macias e muito cheirosas. A casca roxa escura brilhava contra a luz. Guardei algumas no bolso para comer mais tarde, talvez depois de uma breve refrescada na geladeira. Essa ideia me fez lembrar aquele adorável poema curtinho de William Carlos Williams sobre ameixas na geladeira.

Demos as mãos de novo e entramos bem no meio da feira. Crianças brincavam de pega-pega e grupos de amigos passeavam pelos corredores, levando debaixo do braço os ursinhos de pelúcia conquistados em alguma barraca. Era um ótimo lugar para observar pessoas. Um casal de idosos estava sentado num banco, as bengalas apoiadas ao lado de cada um e um pote gigantesco de pipoca descansando entre os dois, as mãos se chocando toda vez que eles tentavam pegar mais um punhado. Ali estava uma multidão de adolescentes, empolgados e barulhentos após alguns meses sem aula, confabulando ao lado da roda-gigante. Lá estavam quatro mulheres, tão parecidas que deveriam ser irmãs – todas com um batom chamativo e cabelos longos e escuros –, fazendo uma boa fofoca, interrompida de quando em quando por uma criança pedindo um dólar ou lhes entregando um suéter para segurar. Crianças sortudas, pensei, que podem pedir a uma tia para que amarre os sapatos da mesma forma que pediriam à mãe. Só vão ter ideia de como isso é bom quando se tornarem adultas.

Já havíamos andado muitas vezes na roda-gigante quando éramos adolescentes. Não estávamos precisando de ursinhos de pelúcia, e ainda não tinha chegado a hora de nos sentarmos num banco para comer pipoca, então saímos dali e fomos ver as barracas de artesanato na beira do rio. Andamos sem pressa, olhando os anéis de prata coroados por uma pedra polida, as aquarelas de paisagens locais, os sabonetes e bálsamos (comprei um recomendado para picadas de mosquito) e os caderninhos costurados à mão – perfeitos para escrever histórias –, sem falar nas incontáveis peças de cerâmica.

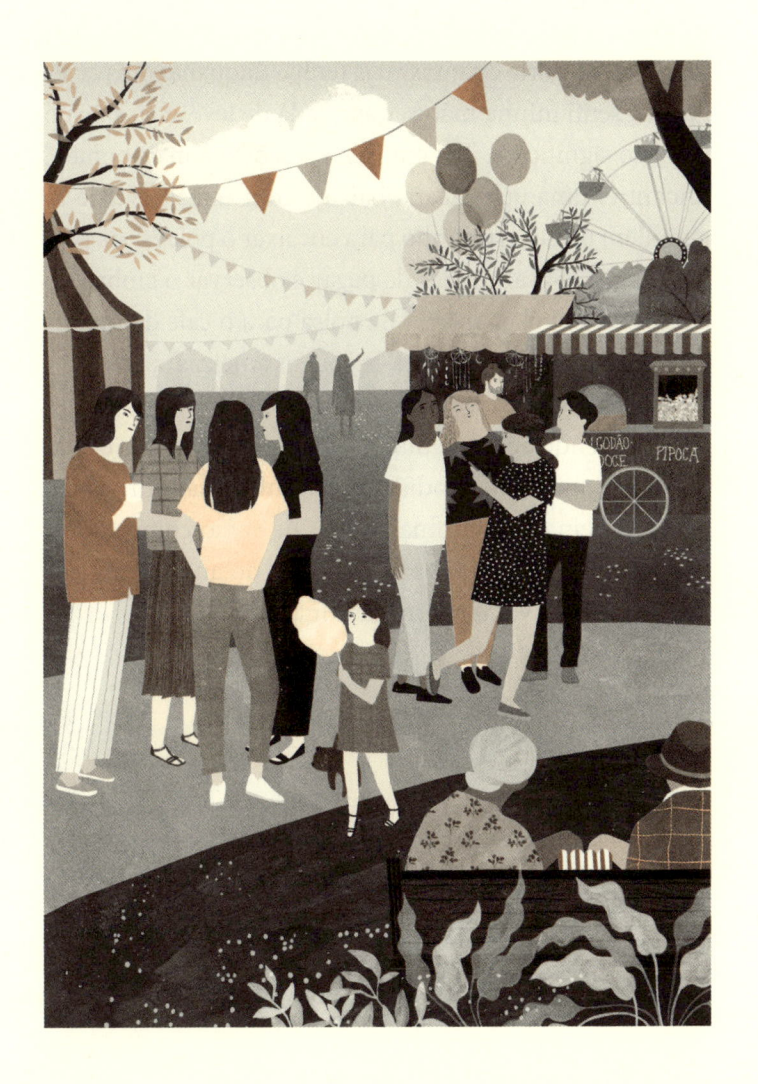

Tenho paixão por xícaras e canecas – sempre quero mais uma, não importa quantas eu já tenha. Enquanto olhava algumas, senti minha mão ser apertada de leve, e eu sabia o que isso significava: "Vá em frente, escolha a mais bonita." Encontrei uma bela xícara, baixa e com esmalte verde-água, além de um espacinho para encaixar o polegar na parte de cima da asa. Depois de pagar e observar o embrulho em jornal velho, guardei-a na bolsa para o café da manhã do dia seguinte. "Vou estreá-la com as ameixas", pensei.

Como o sol estava indo embora, as luzes dos postes estavam sendo acesas. Podíamos voltar para casa – e logo iríamos –, mas ainda podíamos caminhar mais um pouco pela margem do rio. Afinal, noites de verão como aquela não se repetem muitas vezes ao longo do ano, e é preciso aproveitá-las. "Vamos caminhar mais um pouco."

Bons sonhos.

Estrelas na floresta

Existe um silêncio na floresta que é diferente daquele de uma cidade ou de um bairro.
    Isso porque a floresta não é silenciosa de verdade. Diversas camadas de som são criadas a todo momento por esquilos correndo, veados dando passos confiantes e insetos zumbindo. Não, o silêncio que escutamos na floresta não está na floresta, e sim dentro de nós quando estamos lá. E era em busca dele que tínhamos ido – do silêncio que se instala dentro de nós quando passamos alguns dias longe de tudo, até mesmo daquilo que amamos. Às vezes precisamos nos afastar um pouco disso também.
    Levantamos acampamento numa clareira cercada de enormes pinheiros, com ramos caídos formando uma espécie de tapete para a barraca. Aqui e ali viam-se clareiras entre as árvores, pelas quais caminhávamos e observávamos os animais passando enquanto cumpriam sua roti-

na. Mais adiante, bem ao longe, conseguimos enxergar o cume de algo que era mais que uma colina, mas que não chegava a ser uma montanha. Cavamos um buraco para a fogueira, estendemos os sacos de dormir, deixamos a comida arrumadinha e armamos as cadeiras dobráveis no melhor lugar para ver o pôr do sol. Perambulando pelas redondezas, encontramos um riacho, e mergulhei os dedos na corrente rápida. Em seguida, pegamos uma trilha que nos levou ao lago, recolhendo no caminho algumas pedras achatadas que depois tentamos – com resultados variados – fazer quicar na superfície da água.

À noite, ficamos olhando os vaga-lumes. Eram como constelações em movimento, e brinquei de procurar desenhos nelas. Enquanto isso, o silêncio foi se entranhando em meu corpo, e eu aos poucos fui reencontrando o equilíbrio. Em meio à confusão do trabalho, de casa e da lista de coisas a fazer, minha mente às vezes tem dificuldade de se manter no caminho que traço para ela. Acabo perdendo a concentração, esquecendo coisas ou deixando atividades inacabadas. Ali na floresta, no entanto, percebi que podia parar e escutar o canto dos pássaros de manhã cedo ou observar os peixinhos nadando ao redor dos meus pés no lago, tudo isso sem que me perdesse em distrações. A mudança não se deu de uma hora para outra, mas era visível.

No dia seguinte voltaríamos para casa. Minha mente já estaria pronta para o retorno, mas até lá eu e a pessoa que estava comigo queríamos passar um tempinho só, explorando um pouco mais aquele silêncio. Por melhor que seja a companhia de alguém, a solidão tem seus encantos. Calcei as botas de trilha e fui atrás de um lugar para ver as estrelas.

A noite estava clara, e eu podia enxergar com facilidade enquanto ia abrindo caminho entre as árvores. Tinha um lugarzinho em mente, ao qual fora algumas vezes durante a semana: depois de subir um pouco uma encosta, eu chegava a uma rocha bem lisa, tão lisa que eu podia me deitar. Nos outros dias, fui ali para olhar o lago e as árvores na margem oposta, mas naquela noite eu pretendia olhar somente para o alto. Levei alguns minutos para chegar lá, com a impressão de que eu havia ficado mais sensível para encontrar o modo correto de pisar, os pontos em que podia firmar as botas com facilidade. Eu às vezes me esquecia da capacidade de melhorar aquilo que faço com frequência, seja caminhar na floresta ou aprender uma língua, seja manter a calma quando as coisas não dão certo. Minha mãe costumava dizer: "Seja gentil hoje e amanhã você será ainda mais."

Eu havia levado uma velha manta quadriculada, que estendi sobre a pedra antes de me deitar de costas, com a cabeça apoiada nas mãos e as pernas cruzadas – a postura ideal para olhar estrelas. Elas estavam tão brilhantes que perdi o fôlego. Não queria nem piscar os olhos – tinha me acostumado a um céu que dividia o espaço com tantos refletores, letreiros e edifícios que as estrelas não passavam de pontinhos apagados ao fundo. Ali, porém, elas ocupavam o céu inteiro. Seu brilho era estonteante, e mesmo estando tão longe eu sentia que podia quase tocá-las.

Pensei sobre o local exato onde eu estava – naquela pedra, naquele pedacinho da floresta – e permiti que minha perspectiva se expandisse. Fiz algo mentalmente, como se estivesse dando um zoom em uma máquina fotográfica, para incluir áreas cada vez maiores. Pensei nas cidades que estavam ao meu redor, depois nas fronteiras entre os países e nos imensos oceanos. Imaginei que eu era uma minúscula faísca, iluminando junto dos bilhões de outras faíscas nosso pequeno pontinho azul. Continuei aumentando a distância, pensando nos planetas que havia estudado na escola quando criança, todos eles suspensos no espaço à minha volta. Os anéis de Saturno, a mancha escura de Netuno, as 53 luas de Júpiter. Levei meus pensamentos ainda mais longe, até o espaço que não podemos enxergar com telescópios ou compreender com equações. Não era provável que no final de tudo aquilo houvesse uma grande muralha, mas sim que o espaço se prolongasse até o infinito. Lentamente, comecei a fazer o caminho de volta.

Os pensamentos cruzaram o espaço mais uma vez, passando pelos planetas e pelo sol até chegarem ao nosso pequeno lugar no universo. Aproximei-os ainda mais, para ver o formato do continente, os lagos e as cadeias de montanhas ao meu redor. Então, eu os trouxe de volta à pedra onde eu estava, e em seguida ao meu corpo. Senti o ar passando pelas narinas e as batidas lentas, relaxadas, do coração. Senti o peso dos braços e das pernas, a sensação das roupas tocando a pele.

Em alguma parte do trajeto, minha perspectiva havia realinhado. Eu estava em busca do silêncio e o havia encontrado, mas sentia que, para além disso, tinha posto o corpo e o coração em seus devidos lugares. Lembrei-me de quem eu era e daquilo que era importante para mim. Já podia voltar.

Bons sonhos.

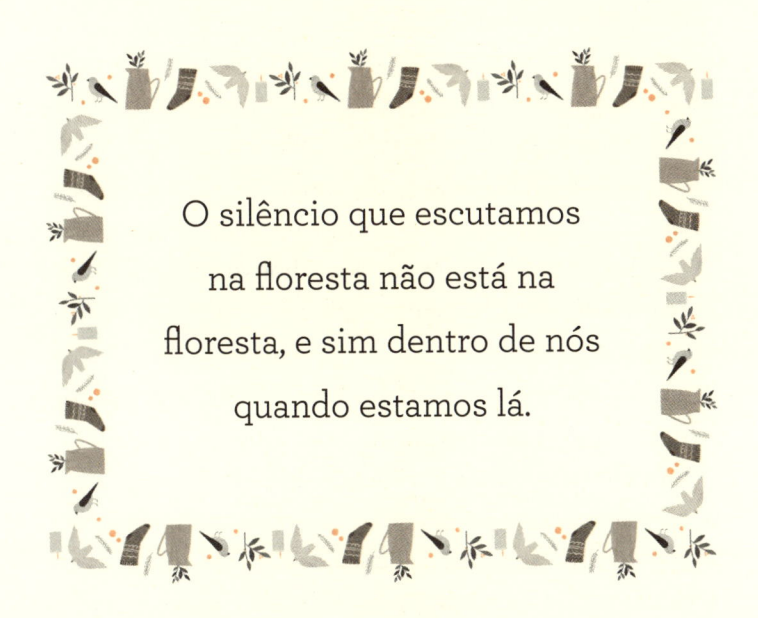

> O silêncio que escutamos na floresta não está na floresta, e sim dentro de nós quando estamos lá.

Um dia de solo com a cachorra

Acordei, como de costume, com o nariz sendo lambido pela minha cachorra.

Fiquei um tempo ainda na cama, piscando os olhos, deixando para trás o último sonho da manhã e ouvindo os passarinhos cantarem nas árvores. Então, ela começou a abanar o rabo, fazendo a cama tremer enquanto se remexia energicamente, e eu ri. Minha cachorra acorda feliz todos os dias.

Daquela vez ela tinha um bom motivo para estar animada. Eu teria o dia livre e havia planejado fazer várias coisas que adoramos. Ela pulou para fora da cama e eu fui atrás, meio dormindo, esfregando os olhos e respirando bem fundo o ar da manhã.

Fomos até o quintal, onde ela se pôs a farejar a grama e a fazer as necessidades matinais enquanto eu contemplava os galhos dos carvalhos. Esquilos passeavam por eles, carregando o café da manhã nas bochechas infladas; tordos e um gaio-azul voavam de folha em folha – o movimento típico de um dia de sol. Fui até a horta e, enquanto meu pensamento vagava, arranquei algumas ervas daninhas que estavam crescendo ao redor dos tomates. O orvalho que cobria a grama fazia as folhas brilharem e refrescava os meus pés. Levantei uma folha grande e espinhenta para revelar um lindo pepino, que logo puxei para arrancar dali.

Respirei bem fundo o ar quente daquela manhã de verão, que cheirava a verduras viçosas e a terra úmida. Alguma vez um cheiro já transportou você para o passado? De repente, eu me lembrei de um acampamento que fiz quando criança, talvez com cinco ou seis anos. Ficamos numa pequena cabana e cozinhamos as refeições ao ar livre, enquanto observávamos o sol brilhar ou se pôr. Meu pai nos entretinha com uma história que havia iniciado no primeiro dia da viagem, e à qual ia acrescentando novas reviravoltas a cada noite, sempre envolvendo princesas, bandidos e tesouros enterrados.

Também me lembrei dos cachorros adoráveis que tivemos na minha infância; eles me ensinaram a brincar e a ser uma pessoa gentil, e me mostraram a importância de cuidar dos outros.

Bati na perna para chamar minha cachorra. Ela se aproximou e, com o nariz molhado de fuçar as plantas úmidas, farejou os legumes que eu havia colhido. "Hora do café da manhã?", perguntei. Ela disparou rumo à porta. É uma etapa da rotina diária: quando voltamos do quintal, ela corre o mais rápido que pode e se senta na cozinha, aguardando o biscoitinho enquanto golpeia os armários com o rabo.

Na época em que ela chegou à minha casa e ainda estávamos nos conhecendo, eu costumava pôr o biscoito direto em sua boca – ela o mordia com delicadeza e se metia embaixo da mesa da cozinha para comer. No entanto, depois de algumas semanas, quando já estava habituada e começava a me revelar mais de sua personalidade, ela começou a pegar o biscoito da minha mão e tentar atirá-lo para o alto. Acho que estava tentando me ensinar que até o café da manhã pode ser divertido e que sempre podemos brincar. E conseguiu.

Naquela manhã, ao chegar à cozinha e perguntar se ela queria mesmo comer (ela respondeu balançando o rabo ainda mais e arregalando os olhos), peguei um biscoitinho no pote em cima da bancada e movi a mão para um lado e para outro no ar, fazendo com que ela corresse em círculos, alucinada. Por fim, eu o joguei para o alto, e ela deu um bote perfeito para mordê-lo antes que ele caísse no chão.

– Muito bem –, falei, acariciando sua cabeça e pegando a cafeteira. – Boa maneira de começar o dia.

Preparei o café, enchi o pote dela de ração, pus na torradeira algumas fatias de pão de grãos. Fatiei o pepino e, quando as torradas saltaram, cobri-as com uma generosa camada de homus. Coloquei o pepino por cima, temperei com sal e pimenta e finalizei com alguns brotos colhidos num potinho na janela. Minha garota estava devorando a comida, e me sentei na cadeira mais próxima para fazer companhia. Enquanto comia o meu, falei casualmente:

– Pensei que talvez pudéssemos ir ao... parquinho de cachorros.

Ela interrompeu a mastigação e me olhou de boca cheia, sem saber se tinha ouvido direito. Falei de novo:

– Parquinho de cachorros.

Ela pulou, dançou, estirou-se no chão para ganhar cafuné e uns tapinhas nas costas. Quando os cachorros estão felizes, seu instinto é compartilhar alegria. Para mim, isso é prova de que o universo tende à bondade.

Agora que as palavras haviam sido ditas, ela estava louca para partir. Outra lição que eu tinha aprendido com ela: se você quer alguma coisa e sabe disso, corra atrás. Vestimos nossas roupas, eu um vestido leve e sandálias, ela a coleira e um lencinho de pescoço que não deixava nenhuma dúvida de que, sim, ela gostava de receber carinho – se aquele sorriso bobalhão não bastasse para provar isso. Agitei as chaves, corremos para o carro. Abri um pouco a janela para que ela pudesse sentir o vento nas orelhas e farejar os cheiros interessantes da vizinhança. Logo os pneus estavam passando sobre as pedrinhas do estacionamento ao lado do parque, e a vi virar a cabeça de um lado para outro na tentativa de enxergar, através da grade, quem estava lá. Velhos conhecidos? Amigos novos?

Dentro do parque e livre da coleira, ela correu na minha

frente para cheirar os outros cachorros, latindo e os chamando para brincar. Alguns eram frequentadores antigos, deitados com uma expressão simpática na cara esbranquiçada enquanto assistiam aos mais jovens correrem. Outros eram pequenininhos mandões que lideravam a turma e corriam depressa, aprumados. Havia também os cães felpudos e lerdos que alternavam a todo momento a brincadeira com o conforto de um cantinho aos pés do dono. Sentei-me num banco sombreado e fiquei observando. Meu coração se alegrou ao ver a minha garota feliz e confiante, desfrutando o momento.

Ela já tinha alguns anos quando veio morar comigo, e me lembro bem de seu jeito assustado no carro quando estávamos voltando do abrigo. Eu lhe disse que o último dia ruim dela tinha sido o anterior, que agora ela estava protegida e sua vida ia se resumir a brincadeiras, sonecas, caminhadas e o que mais ela quisesse. Mas não adianta falar esse tipo de coisa a um cachorro – é preciso demonstrar afeto. A essa altura eu já tinha feito isso, e ela sabia que podia acreditar em mim.

As brincadeiras estavam sossegando, os cachorros ficando cansados, e era possível ouvir o barulhinho dos puxadores sendo presos às coleiras. Minha garota me achou, e despejei um pouco de água da minha garrafinha num pote que havia levado. Depois de ela beber alguns goles, voltamos para o carro. Eu queria que o dia todo fosse especial para ela, então pensei em fazer uma parada no pet shop preferido para escolher um brinquedinho novo. Mais tarde daríamos um bom passeio, e ela tiraria uma soneca na varanda dos fundos, repleta de sombra àquela altura do dia. Depois do jantar, eu ia lançar a bolinha para ela correr atrás até que se cansasse. Ia permitir que o banho ficasse para o dia seguinte. No fim do dia, nós nos deitaríamos novamente. Ela ia se virar três vezes na cama antes de tombar a cabeça e soltar um leve suspiro canino. Em seguida, dormiríamos.

Bons sonhos.

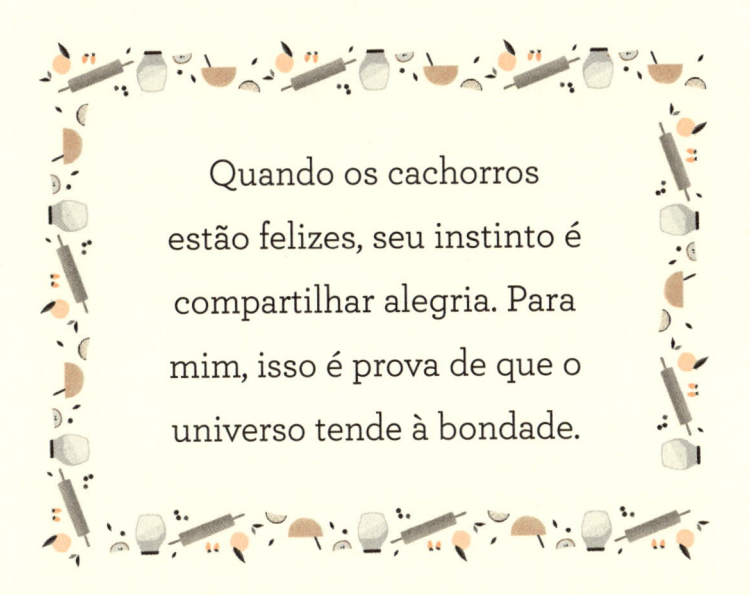

> Quando os cachorros estão felizes, seu instinto é compartilhar alegria. Para mim, isso é prova de que o universo tende à bondade.

MEDITAÇÃO DA COMPAIXÃO

· · · · ·

Pense assim: você tem um estoque de compaixão e bondade (todo mundo tem), mas ele às vezes fica guardado numa caixa escondida em seu porão, que você talvez não consiga encontrar rapidamente quando está precisando dele. A meditação da compaixão (também chamada meditação Metta) ajuda a desenterrar esse sentimento, permitindo que você passe a carregá-lo no bolso da calça. Quando esbarrar em alguém que esteja precisando desse tipo de sentimento, você poderá oferecê-lo sem dificuldades e sem prejudicar a sua farta provisão. Esta meditação é também um antídoto para dias ruins – é capaz de restaurar ânimos abalados e fazer com que nos sintamos mais presentes no mundo.

Para começar, encontre uma posição confortável. Esse passo é bastante importante para este tipo de meditação – é preciso que você esteja se sentindo bem-disposto para que consiga concentrar esforços em aquecer o coração. Sente-se numa cadeira aconchegante ou deite-se num lugar tranquilo. Se quiser, ponha uma almofada embaixo dos joelhos para tornar a postura ainda mais agradável.

Inspire lentamente pelo nariz e solte o ar pela boca. Retorne à respiração normal em seguida e, por cerca de um minuto, concentre a atenção nela, sentindo o ar entrar e sair do corpo.

Agora você precisa recordar a forma como a compaixão se manifesta – há uma sensação física que acompanha o ato de amar. É provável que você sinta uma conexão direta e descomplicada com alguma pessoa em sua vida, um desejo puro de que esse alguém esteja bem e feliz. (E não há problema nenhum se for o cachorro.) Passe alguns minutos desejando o bem para ela. Com todo o amor que há no seu coração, mande desejos de saúde e felicidade.

Repita em pensamento: "Que essa pessoa seja feliz. Que encontre a paz e a harmonia verdadeiras. Que se sinta segura. Que os sofrimentos a abandonem."

Durante alguns instantes, preste atenção na sensação que acompanha o ato de amar. Você está abrindo o poço da compaixão e, quando ele estiver aberto, poderá buscar mais um balde sempre que necessário. Poderá inclusive deixá-lo transbordar. Se você não abre o poço há muito tempo e a tampa está enferrujada... tenha paciência. É só uma questão de tempo e prática.

Sem deixar que a sensação vá embora, dirija o pensamento para outra pessoa. Desta vez, escolha alguém que ocupe uma posição periférica em sua vida, uma pessoa a cuja felicidade você não costume dar muita atenção. Com o mesmo sentimento sincero e compassivo, deseje seu bem-estar.

Em pensamento, diga: "Que essa pessoa seja feliz. Que encontre a paz e a harmonia verdadeiras. Que se sinta segura. Que os sofrimentos a abandonem."

Concentre-se por alguns instantes nas sensações de bem-estar, felicidade e segurança dessa pessoa. Se conseguir, imagine a expressão que ela demonstrará ao se sentir de fato em paz: as linhas do rosto relaxadas, os olhos brilhantes e desanuviados.

Sem deixar que a sensação vá embora, dirija o pensamento para mais uma pessoa. Desta vez, pense em alguém a quem pareça difícil desejar o bem. Talvez alguém a quem você tenha desejado o oposto no passado. Mas saiba que, quando guardamos ressentimentos, a dose maior do veneno vai direto para o nosso coração, para a nossa cabeça. Quando somos compassivos e estamos dispostos a perdoar, recebemos antes de qualquer um a dose maior do antídoto. Portanto, vá em busca da compaixão sincera – a mesma que você sente ao pensar em seu cachorro, sua filha ou no amor de sua vida – e a ofereça a essa pessoa.

Ainda que isto não mude em nada a vida dela, que ela não vá ficar sabendo nem mesmo se importar, repita: "Que essa pessoa seja feliz. Que encontre a paz e a harmonia verdadeiras. Que se sinta segura. Que os sofrimentos a abandonem."

Não deixe que a sensação vá embora. Espere alguns instantes enquanto o antídoto age em seu sistema – continue a acessar o poço, permitindo que ele transborde e inunde todo o corpo. Quando estiver se sentindo bem e preparado para seguir em frente, inspire profundamente pelo nariz e solte o ar pela boca com um longo suspiro.

Na cozinha durante uma tempestade

Era início de noite, e eu estava revirando uma caixa de discos antigos.

Hum… Billie Holiday? Ella Fitzgerald? Ah, Chet Baker! Perfeito. Deslizei o disco para fora da capa e segurei-o contra a luz, soprando a poeira da superfície antes de colocá-lo no toca-discos. Deixei a agulha pousar sobre o vinil e me sentei com os pés para cima. Cantarolando, a cabeça encostada num braço da poltrona, admirei o brilho das folhas nas árvores do quintal.

O vento estava ganhando força. Tinha sido um dia cinzento, porém quente e úmido. Fazia mais ou menos uma hora desde que eu começara a sentir a temperatura baixar. Fui até o quintal, sentindo sob a sola dos pés descalços as pedras ainda mornas do piso. Respirei fundo para saborear o ar. Logo ia começar a chover.

As tempestades costumam trazer uma sensação de energia – num primeiro momento, parece ser apenas por causa do alívio provocado pela queda da temperatura, mas depois sentimos entusiasmo, uma expectativa que paira no ar e que levanta o ânimo e desanuvia as ideias. Fiquei ali um tempo, parada, observando o céu cada vez mais escuro e pressionando os dedos dos pés contra o chão de pedra. Já sabia o que fazer.

Entrei em casa e percorri todos os cômodos, abrindo um pouco as janelas e acendendo velas. Aumentei o volume da música e fui para a cozinha, onde não vinha passando muito tempo nos últimos dias por causa do calor. Acima da pia, ficava uma janela ampla, com uma coleção de vasinhos de ervas no peitoril. Era antiga – assim como a casa –, e precisei escorá-la com um toquinho de madeira para que não ficasse batendo. O vento fazia balançar as ervas da pequena horta, e senti no ar o cheiro do manjericão e do orégano.

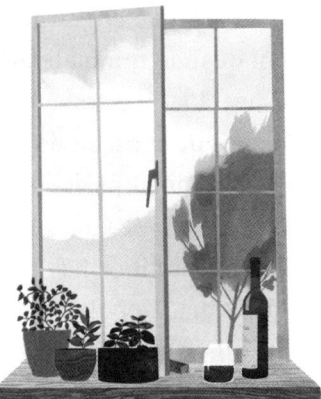

Como tinha aberto uma garrafa de vinho na noite anterior, peguei no armário, para fazer as vezes de taça, um copo vazio de geleia. De vez em quando gosto de ser elegante e usar as minhas melhores taças, mas, quando estou sozinha e zanzando pela cozinha, beber de um velho copo de geleia me parece mais apropriado. Tirei uma tábua de madeira da gaveta, coloquei meu facão sobre ela e apoiei no fogão uma frigideira grande e rasa. Ia fazer um espaguete *al pomodoro*, do jeito que tinha aprendido na Itália, anos atrás. É um prato simples, que demanda poucos ingredientes e fica pronto rápido, mas cujo sabor marcante, levemente ácido, me transportava para as tardes em volta da mesa da minha família na costa rochosa do sul da Itália. Eu tinha viajado para lá num intercâmbio estudantil, e apesar de não ter uma gota sequer de sangue italiano, sentia que havia absorvido um pouco do jeitinho do país após um ano aprendendo a língua, andando por suas ruas e me apaixonando pelas pessoas do lugar. Fiquei hospedada na casa de uma família que me recebeu muito bem – eram carinhosos, riam do meu sotaque engraçado e, embora estranhassem de vez em quando minha tendência americana à independência exagerada, me tratavam como parte da família. Mesmo depois de anos, ainda éramos próximos.

O almoço na Itália era servido por volta das duas, e eu costumava voltar da escola pensando em que massa minha mãe italiana – a *mamma* – estaria preparando naquele dia. Depois de subir os quatro andares de escada até nosso apartamento e abrir um pouquinho a porta, eu aproximava o nariz da fresta e inspirava bem fundo.

Agora que eu era adulta e estava cozinhando na minha casa, sorri com as lembranças enquanto terminava de separar os ingredientes. Pus alguns fios de azeite na panela e busquei uma cebola na despensa. A *mamma* tinha me mostrado muitas vezes, com sua maneira de cozinhar, que menos pode ser mais. Não é porque você tem uma cebola à disposição que o prato precisa estar cheio desse ingrediente. Como eu era uma filha disciplinada, usei só um terço, cortando tiras bem finas da cebola. Joguei as tirinhas na panela e baixei o fogo – queria apenas que elas esquentassem e dourassem um pouco. Voltei à despensa para pegar uma lata de tomates pelados, que eram plantados e embalados a somente alguns quilômetros de distância de onde eu havia morado. A *mamma* os passava por um espremedor antigo, de manivela, girando-a lentamente enquanto as cascas iam ficando retidas no pequeno filtro de metal. O resultado era um molho liso e cremoso que deslizava pelos fios de massa, envolvendo-os. Eu costumava pôr os meus numa tigela e usar os dedos para amassar. Nunca contei isso à *mamma* – todo mundo tem seus segredos. Derramei os tomates na panela e, depois de medir na palma da mão, temperei com uma pitada de sal. Deixei o fogo entre o médio e o baixo e mexi. Em seguida, apanhei no vaso da janela algumas folhas de manjericão, que acrescentei inteiras ao molho. A chuva já estava caindo, e toquei o peitoril da janela para ver se os pingos de água estavam entrando – felizmente, não estavam. O cheiro das árvores e da grama se refrescando na chuva era delicioso.

Coloquei uma panela de água no fogo para a massa e bebi um gole de vinho. O disco havia parado de tocar, fui até a sala para virá-lo. Quando estava soltando a agulha, vi um relâmpago tomar conta do céu escuro. De joelhos ao lado do toca-discos, escutei o poderoso estrondo do trovão. Que noite perfeita para um vinho e uma massa.

Torci o maço de espaguete antes de largá-lo na água fervente, para que os fios se espalhassem e começassem a afundar. Algumas pessoas ficam vigiando a panela e provando o macarrão de minuto em minuto, mas cozinhar uma *pasta al dente* perfeita pode ser bastante simples. Basta comprar uma boa massa italiana e seguir o tempo de cozimento que a embalagem sugerir. Eles sabem o que fazem.

Escolhi um lugar à mesa de onde podia ouvir a música e ver a tempestade, e enchi de novo o copo de geleia com vinho. Juntei a massa já escorrida ao molho, misturando para cobri-la bem, e com a boca salivando me servi de um prato. Na mesa, brindei ao Chet Baker e à *mamma*, aos relâmpagos, aos pés descalços na pedra do quintal e ao manjericão fresco. Aproximei o nariz do prato e deixei o vapor doce e cheio de sabor cobrir o rosto.

Buon appetito e bons sonhos.

ESPAGUETE *AL POMODORO*

· · · · ·

SERVE DE 2 A 4 PESSOAS, DEPENDENDO DA
QUANTIDADE DE MOLHO QUE PREFIRAM
COLOCAR SOBRE A MASSA

*Conforme ensinado por Maria Rosaria Carpentieri,
minha maravilhosa mãe italiana*

Desde que pisei pela primeira vez na casa dos Carpentieri, fui tratada como um membro da família. Talvez seja por isso que sempre escolho esta deliciosa receita quando quero brindar a mim mesma ou à outra pessoa com uma boa dose de nutrientes e de amor. Quando estiver escolhendo os ingredientes, lembre-se de que a qualidade faz toda a diferença. Compre a melhor massa e os melhores tomates que puder, de preferência italianos.

*1 lata (800 gramas) de tomates pelados (os da
  minha mãe eram da marca San Marzano)*
*5 colheres (sopa) de azeite de boa qualidade, e um
  pouco mais para levar à mesa*
⅓ de cebola cortada em tiras finas

sal a gosto
3 folhas de manjericão fresco
250 a 500 gramas de espaguete de boa qualidade

Ponha uma música para tocar e organize o espaço que você vai usar, para que você sinta calma e relaxamento. Se estiver com vontade, sirva-se de algo para beber – vai fazer uma diferença no gosto da comida e, de qualquer forma, você merece.

Abra a lata de tomates e despeje tudo, incluindo o suco que vier com eles, numa tigela média. Amasse os tomates com as mãos para que eles mantenham um pouco da consistência.

Aqueça o azeite numa panela (que tenha tampa) em fogo baixo. Adicione a cebola e refogue, sem tampar, por cerca de cinco minutos, mexendo de vez em quando com uma colher de pau. A cebola deve ficar translúcida, com algumas partes começando a dourar.

Incorpore os tomates e o manjericão, tempere com sal e misture. Tampe a panela e deixe cozinhar em fogo baixo por 25 minutos. Se você quiser um molho bem grosso, deixe a panela destampada para que mais água evapore, mas tome cuidado com os respingos.

Enquanto o molho cozinha, encha uma panela grande com água e adicione sal até que ela fique com gosto de água do mar. Leve ao fogo alto e, quando ferver, cozinhe o espaguete seguindo as instruções da embalagem. Você pode usar 250 ou 500 gramas – ou qualquer quantidade intermediária –, dependendo de quantas pessoas vão comer e da sua preferência por uma massa mais ou menos cheia de molho. Meio pacote de 500 gramas costuma funcionar bem para duas pessoas, e o pacote inteiro para quatro.

Coloque talheres e pratos fundos na mesa. Encha de novo a taça e assobie uma música.

Quando a massa estiver cozida, escorra com cuidado e distribua igualmente entre os pratos. Prove o molho de tomate e, se necessário, ajuste a quantidade de sal. Quando o gosto estiver perfeito, sirva quantas conchas de molho você desejar sobre cada prato de espaguete, finalizando com um fio de azeite. Sente-se e aproveite. *Buon appetito.*

No museu em dia de sol

Algumas pessoas deixam para ir ao museu em dias de chuva.

Esperam até que o tempo esteja feio e frio e fazem da visita um raio de sol numa tarde que seria completamente cinza. Eu, ao contrário, gosto de ir quando está fazendo sol, quando tudo o que quero é uma trégua do calor e da agitação barulhenta do verão.

Naquela ocasião, a semana anterior tinha sido de sol constante e dias quentes e longos com os quais eu teria sonhado nas fases mais duras do inverno, mas então já não aguentava mais. O calor e o suor estavam me aborrecendo, e só de imaginar o museu fresquinho e silencioso, os corredores largos e as salas espaçosas, eu sentia um refresco no mesmo instante. Eu ia marcar um encontro comigo mesma e, se me desse vontade, passaria aquela tarde inteirinha na tranquilidade do museu.

Nos degraus da frente do instituto, parei para olhar ao meu redor. O prédio tomava um quarteirão inteiro e tinha colunas altas de arenito branco, canteiros de grama ornamental e chafarizes que espirravam no mármore jatos de água em formato de arco-íris, além de esculturas espalhadas por todo lado. Os degraus eram amplos e convidativos – era possível sentar neles e, apoiando-se sobre os cotovelos, escutar o som dos chafarizes e observar as pessoas passando em frente àquela pequena bolha de calma no meio da cidade agitada. Grandes cartazes coloridos que pendiam da cornija estavam me convidando para ver as novas exposições. Revirei a bolsa até encontrar o cartão de membro e subi os degraus.

A entrada do museu era gratuita, mas no ano anterior eu tinha decidido me associar a ele. Algumas vantagens eram oferecidas – convite antecipado para os eventos, desconto nos ingressos do festival de cinema –, mas acima de tudo aquele era um jeito de apoiar um lugar tão especial, para que ele continuasse vivo e fazendo o que fazia enquanto ninguém estava olhando. Mesmo se estivesse há meses sem visitar o museu, quando via o cartão na carteira eu sentia que fazia parte da comunidade de apreciadores da arte, como se tivesse um dedo imerso no vasto oceano da criatividade.

Lá dentro, admirei os padrões construídos em mármore verde e branco no piso lustroso do saguão. Olhando para cima, contemplei o teto que ficava bem lá no alto, contornado com belas molduras e rostos esculpidos. Observei as pessoas começando a visita – algumas, como eu, com as mãos para trás (talvez estivéssemos nos lembrando das idas ao museu na infância e de nos avisarem a todo momento para não tocar em nada), outras em pequenos grupos que avançavam de sala em sala.

Uma amiga havia me ensinado a melhor forma de apreciar obras de arte. Segundo ela, embora possa ser divertido ir a uma exposição na companhia de alguém, não se deve conversar lá dentro. Caminhar junto também pode ser descartado, disse ela – em vez disso, você e sua companhia podem combinar um horário para tomar um café e então conversarem o quanto quiserem. Devemos admirar as obras no nosso ritmo, sem ter que pensar a todo momento num comentário inteligente para fazer.

Eu gostava dessa regra e ia além. Quase sempre visitava aquele tipo de lugar sem ninguém. Era libertador poder andar na velocidade que eu bem entendesse, poder sentar e ficar um bom tempo olhando uma obra – ou o nada –, poder ir embora quando tivesse vontade. Passei a bolsa para o ombro descansado e me pus a percorrer bem devagar as salas da minha galeria preferida.

Caminhei pelo salão de arte antiga, onde ficavam armazenadas algumas das peças mais importantes – do ponto de vista histórico – do museu. Vi esculturas de madeira e pedra, algumas delas com detalhes corroídos pelos anos de exposição ao vento e à chuva. Passei pelas salas de grandes mestres, que exibiam naturezas-mortas e vastas paisagens terrestres e marítimas, além de momentos determinantes da história capturados numa imagem. Andei pelo pátio, cujas paredes eram cobertas por murais de um mestre moderno, do século passado, cuidadosa e felizmente preservados, com as cores ainda vibrantes. Por fim, cheguei à seção de retratos. Era mais escura que as outras, com as luzes dispostas de tal maneira que, diante dos quadros, eu me sentia como se estivesse tendo uma conversa íntima com a pessoa retratada.

Alguns dos retratos eram de séculos atrás: uma rainha com um cachorro no colo, um imperador com um chapéu de plumas na cabeça e medalhas penduradas no pescoço. Havia também uma menina costurando, um bordado nas mãos e uma expressão cansada no rosto. Outros retratos eram modernos, fotorrealistas ou pixelizados: uma menina de pele negra reluzente e olhar confiante, um homem amassado e borrado pelo artista, com uma aura cinza esverdeada em torno da cabeça. Eu gostava de olhar para as mãos das pessoas no quadro e imaginar o que estavam pensando no momento em que o retrato tinha sido feito. Olhando à minha volta, vendo as pinturas e os observadores que as rodeavam, lembrei que cada pessoa tem uma história, suas memórias e coisas favoritas.

Voltei para o saguão e, ao som sutil dos meus passos no mármore, segui para outras exposições. Meu plano era conferir todas elas, passar um tempinho no banco do segundo andar com vista para o pátio e, em seguida, olhar os livros na loja do museu. Por último, ia me sentar no café para tomar uma xícara de chá e comer um sanduíche. Pus de novo as mãos para trás e avancei para a sala seguinte.

Bons sonhos.

Colheita de verão

Tínhamos chegado bem cedo para aproveitar o ar fresquinho da manhã.

O sol estava começando a aparecer sobre as árvores e a grama ainda conservava uma visível camada de orvalho. Éramos experientes àquela altura – sabíamos como remover as ervas daninhas, em que momentos regar e, sobretudo, quando colher. Mas não chegamos a esse estágio sem alguns tropeços. Foi complicado com as batatas, como já esperávamos, ainda que no fim tenhamos conseguido colher algumas pequeninas, deixando o restante na terra para que crescesse até o outono. Com medo de que ainda não estivessem prontos, eu hesitei em tirar os brócolis da terra, e um dia descobri que suas belas florezinhas verdes haviam se transformado em flores amarelas ainda mais belas.

Estávamos ali naquela manhã para fazer uma pequena colheita. Outras maiores viriam nos meses seguintes, mas o canteiro estava produzindo tão rapidamente que precisamos nos planejar para dar conta de todas as hortaliças que havíamos plantado. Para isso, levamos enormes cestas de vime em que colocaríamos quilos e quilos de tomate, assim como um cesto de roupas que eu tinha forrado com um cobertor antigo para que recebesse repolhos, pepinos e abobrinhas. Quase não havia mais vagens ou feijões-fradinhos àquela altura, mas tínhamos deixado alguns deles secando no pé para usarmos em sopas no inverno. Não os colheríamos até que as folhas estivessem quase todas secas e marrons. Examinando-os, cheguei à conclusão de que já estariam bons quando chegasse a hora de colher a batata. Eu gostava de pensar assim – em vez de terça ou quarta, seis da manhã ou uma da tarde, eu marcava o tempo com base em quando iríamos colher as batatas ou apanhar e descascar as vagens.

Começamos pelos pés de tomate, o cheiro potente dos ramos impregnando nas mãos enquanto apanhávamos com cuidado os frutos. Tínhamos tomates italianos para preparar molhos, tomates amarelos para fatiar e pôr em saladas, e tomates-caqui com os quais faríamos conservas ainda naquele dia, além de lindos e pequeninos tomates-cereja que provocavam explosões ácidas na boca ao serem mordidos. Pegamos alguns que ainda não estavam maduros para preparar sanduíches de tomates verdes fritos, e outros que tinham caído no chão e já estavam abertos. Não ligávamos para as pequenas feridas.

Deixamos as cestas cheias debaixo de uma árvore. O dia estava esquentando, e, quando paramos para descansar e nos refrescar, a família do canteiro vizinho veio se juntar a nós, os dois garotos correndo para nos cumprimentar. Já éramos velhos amigos. Eles nos contaram – um atropelando o outro numa algazarra de falas apressadas – sobre a colônia de férias, as mochilas escolares novas e a piscina que o vizinho deles tinha em casa (Se o conhecemos? Não, não conhecemos...) e que mais tarde eles iriam nadar lá. Queriam saber se gostaríamos de um picolé, porque a mãe deles havia trazido alguns para amenizar o calor. Não queríamos, mas, depois que minha amiga voltou ao canteiro para retomar o trabalho e eu me sentei num canto da mesa protegido pela sombra de um bordo, o mais novo dos meninos veio correndo e, segurando um picolé, subiu no meu colo. Ali ele ficou, balançando os pés e olhando sorridente a paisagem enquanto lambia o sorvete e o deixava escorrer nas minhas roupas sujas de terra. Apoiei o queixo em sua cabeça e cantarolei. Quando terminou o sorvete, ele me entregou o palito tingido de vermelho e correu para brincar na terra com o irmão.

"Hora de voltar ao trabalho", falei, e fui ajudar minha amiga com as abobrinhas. Havia tantas que não sabíamos mais o que fazer. Eu vinha preparando abobrinhas grelhadas e salteadas, além de usá-las para fazer pães e muffins. De vez em quando ralava uma e, depois de saltear com azeite e alho, misturava a uma massa. Tinha dado algumas de presente para vizinhos, até que eles começaram a recusar. Meu tio costumava dizer que se você deixasse o carro destrancado num estacionamento naquela época do ano, acabaria o encontrando mais tarde cheio de abobrinhas dentro. Não éramos as únicas pessoas com uma superabundância, mas tivemos a sorte de encontrar um centro de doações disposto a receber tudo o que tínhamos para dar. Eles até colocaram cestos perto da entrada das hortas.

Guardamos os frutos do trabalho nos carros e apertamos as mãos, alegres e sorridentes com o sucesso do plano que havíamos feito lá atrás quando o chão ainda estava coberto de neve. Estávamos a caminho de nos tornarmos especialistas em jardinagem.

De lá, fomos para a minha casa para preparar conservas de tomates até que o sono nos derrubasse. Eu tinha lido bastante sobre conservas nos últimos tempos, e minha cozinha estava equipada: as bancadas estavam repletas de potes de vidro novinhos, e a panela de pressão a postos no fogão. Havia muito a fazer, mas antes precisávamos comer. Fatiei alguns pepinos e temperei-os com sal marinho. No dia anterior, tinha cozinhado algumas daquelas batatinhas do canteiro, em seguida cortando-as em pedaços irregulares e temperando com azeite, sal e alecrim fresco. De manhã, antes de sair, havia deixado as batatinhas cobertas com um pano de prato sobre a bancada para que, quando voltássemos, estivessem em temperatura ambiente. Ao descobrir a tigela, senti imediatamente o cheiro de alecrim. Voltei-me então para os tomatinhos-cereja vermelhos e alaranjados, enxaguando e partindo ao meio uma porção deles, que reguei com um fio de azeite e salpiquei com algumas folhas rasgadas de manjericão. Acrescentei sal e alguns dentes de alho descascados e cortados ao meio – apenas para dar sabor. Então, estendi a tigela à minha amiga e apanhei no fundo da gaveta a minha colher de misturar salada. Era uma colher antiga que pertencia à minha avó e tinha um cabo bem comprido. Pedi à minha amiga que mexesse a salada sem parar por cinco minutos. Ela franziu a testa, mas se lançou ao trabalho. Não podemos ter pressa – assim como levam tempo para crescer e amadurecer, algumas coisas demoram a ficar prontas, e só o que podemos fazer é ser paciente. Liguei o forno e cortei meia dúzia de fatias grossas de pão, que coloquei numa assadeira e reguei com fios de azeite antes de pôr para tostar.

Ela mexia, eu vigiava o forno. O pão da *bruschetta* deve ficar bem tostado, para que permaneça crocante depois de receber a salada de tomate suculenta. Esperei até que ficasse dourado, com algumas pontinhas começando a queimar.

Minha amiga continuava a mexer os tomates enquanto eu passava os pães para um prato e nos servia de um copo de chá gelado. "Está bom", falei, e ela trouxe a tigela para ser incorporada ao restante do banquete. Os tomatinhos haviam soltado boa parte do suco e estavam brilhosos e aromáticos. Depois que arrumamos a deliciosa mistura sobre as torradas quentinhas, pegamos os pedaços de alho e comemos as *bruschettas* com a satisfação de quem come uma comida vinda da própria horta. Demos conta das batatinhas e do pepino, e quando minha amiga se recostou na cadeira e soltou um suspiro, eu a servi de mais chá e dividi ao meio o último cookie de sobremesa.

Olhamos à nossa volta as cestas de tomates, a profusão de potes e todo o trabalho ainda por fazer na cozinha, mas não nos aborrecemos. Colocaríamos uma música para tocar e lavaríamos a louça antes de começar. Mergulharíamos rapidamente os tomates na água fervente e em seguida na água gelada para que soltassem a pele. Eles então voltariam ao fogo para cozinhar, e enquanto isso esterilizaríamos os potes. Por fim, as conservas seriam seladas na panela de pressão e descansariam viradas para baixo sobre panos de prato até esfriar. Dividiríamos a produção ao meio e abasteceríamos as despensas com belos tomates que iam render sopas e molhos quando o inverno chegasse. Um dia, quem sabe, poderíamos nos tornar especialistas na produção de conservas.

Bons sonhos.

BATATAS COM ALECRIM

. . . . .

RENDE APROXIMADAMENTE 4 XÍCARAS

Toda vez que preparo este prato, os convidados não acreditam que ele leva apenas quatro ingredientes. Quando digo a receita, balançam a cabeça e perguntam "Como pode ser tão gostoso?", mas, quando há ingredientes de qualidade, não precisamos acrescentar nada sofisticado para que fique delicioso – os sabores muitas vezes se destacam ainda mais quando permitimos que brilhem por conta própria.

1,1 kg de batatas descascadas e cortadas em nacos
¼ de xícara (chá) de azeite de boa qualidade
sal e azeite a gosto
dois raminhos de alecrim fresco

Numa panela grande, cozinhe as batatas por cinco ou seis minutos. Como queremos que se mantenham inteiras, e não que se desmanchem como se estivéssemos preparando um purê, o ponto certo é quando elas oferecerem um pouco de resistência ao serem fincadas por uma faca. Escorra a água.

Transfira as batatas para uma tigela grande e tempere com azeite e sal a gosto.

Separe as folhinhas de alecrim dos ramos e descarte-os. Pique grosseiramente – só queremos que liberem o óleo, então não precisam ficar muito miúdas ou uniformes – e incorpore às batatas.

Este prato fica mais gostoso em temperatura ambiente. Sirva-o junto de saladas ou como acompanhamento para hambúrgueres vegetarianos. Pode ser conservado em um pote fechado na geladeira por até quatro dias.

Volta às aulas

Sem saber quando iria chegar, conferi a caixa de correio todos os dias durante algumas semanas.

Quando finalmente vi que estava lá – junto de alguns envelopes, um panfleto da venda de garagem do bairro e um cartão-postal de um amigo que morava longe –, eu o apanhei entre as outras correspondências e corri os dedos sobre a capa. O catálogo não era extenso, tinha apenas algumas dezenas de páginas, mas trazia a esperança de uma novidade. Levei tudo para dentro de casa e me sentei à mesa da cozinha para beber uma xícara de café enquanto folheava com calma o cardápio de possibilidades. Fazia um bom tempo que eu havia terminado a faculdade, mas sempre pensava que, se pudesse voltar àqueles tempos e ter a curiosidade e a determinação que tinha adquirido desde então, eu poderia aproveitar muito mais. Escolheria as disciplinas com mais cuidado – pensando no que elas poderiam render de conhecimento e não em seu tempo de duração, e estudaria todos os assuntos que agora tanto despertavam meu interesse.

Alguns anos antes, eu havia levado meus sobrinhos para comprar material escolar. Eles já tinham ganhado roupas e tênis novos dos pais, que permitiram que eu cuidasse da parte divertida. Passamos uma tarde inteira olhando mochilas, cadernos, estojos e canetinhas coloridas. Fiquei me lembrando de como aquelas escolhas eram importantes para mim quando eu tinha a idade deles – a mochila ou a pasta de cada ano eram sempre tentativas de dizer algo sobre quem eu achava que podia ser. Juntava-se a isso o entusiasmo que me traziam os lápis bem apontados e os cadernos novinhos em folha, e eu mal podia esperar para que o novo ano letivo começasse, ainda que ficasse um pouco triste com o fim do verão. Um dos meus sobrinhos era como eu – fazia escolhas estudadas, pedia a minha opinião... Esse aqui? Ou aquele ali? Já seu irmão mais novo, faceiro e despreocupado, ia jogando um monte de coisas no carrinho enquanto eu devolvia metade delas à estante e o seguia até a seção de Halloween, onde ele estaria me esperando com uma máscara sinistra e um saco de doces na mão.

Quando os deixei em casa, nos sentamos à mesa de jantar para comer os doces, apontar os lápis e deixar tudo preparado para o primeiro dia de aula. Eles já tinham ganhado os livros didáticos, que me fizeram recordar as vezes em que, quando tínhamos a idade deles, meu pai se sentava com a gente para encapar os livros. Ele usava sacos de supermercado de papel pardo: cortava o fundo e os abria para cobrir as capas gastas dos livros usados. À medida que avançava, ele ia empilhando os livros diante de mim; depois de buscar meu novo estojo de canetinhas e lápis coloridos, eu escrevia em cada um o meu nome e o título, além de fazer alguns desenhos de foguete e arco-íris. O dia passado com os garotos tinha me feito lembrar o quanto eu gostava da volta às aulas.

Depois disso, resolvi dar início a um novo hábito. Todos os anos, quando as folhas das árvores começassem a se tingir de marrom, eu iria aprender algo novo. E lá estava eu agora com meu pequeno catálogo de instituições de ensino comunitário, uma xícara de café e um lápis para fazer anotações nas margens das páginas. No ano anterior, eu havia feito um semestre de aulas de fotografia, nas quais aprendi o básico de composição e de linhas principais, e até mesmo revelei meu filme no laboratório do estúdio. Alguns anos antes havia estudado genealogia, construindo ao longo dos poucos meses de aulas uma imensa árvore da minha família. Achei fascinante pesquisar os documentos – certidões de nascimento, óbito e casamento – e descobri, vendo a assinatura da minha bisavó, que o erre que ela fazia era igualzinho ao meu.

Outro outono agradável tinha sido dedicado à identificação de plantas comestíveis, à procura no mato por urtiga, azedinha e até mesmo amaranto selvagem.

Agora, eu folheava o catálogo e tentava decidir o que viria a seguir. Dobrei o cantinho da página do curso de história local – era sedutor, incluindo visitas à biblioteca e a alguns lugares e construções importantes da região. Fiz uma estrela ao lado de um curso de introdução à ciência do espaço. Podia aprender sobre estrelas anãs brancas, supernovas, estrelas de nêutrons e buracos negros. Estava considerando com certo entusiasmo a história do inglês quando deparei com outra opção: "Restauração de arte, passo a passo."

Levando junto o café, fui até o corredor para olhar um quadro que tinha passado por muitas gerações da minha família até chegar às minhas mãos. Mostrava uma mulher sentada a uma mesa com um livro aberto nas mãos, e atrás dela uma janela por onde se via uma paisagem verde. Era uma pintura cheia de detalhes: veias e nós na madeira das paredes, dobras delicadas no tecido da saia da mulher, vasos e jarros numa prateleira acima dela. Tínhamos nos perguntado muitas vezes quem seria aquela pessoa, quem a teria retratado e se era possível descobrir naqueles detalhes algum indício da origem do quadro. Mas tudo isso estava meio que encoberto pelas camadas de poeira que tinham se assentado sobre a tela ao longo dos últimos 150 anos.

Imaginei como seria passar os meses seguintes no grande estúdio de arte do centro comunitário, a pintura da mulher apoiada no cavalete. Eu com pincéis e outros utensílios variados, potes de solvente e água, e um professor para me ajudar. Depois de limpar a tela, concentraria os esforços no borrão negro que se via num dos cantos e que talvez fosse uma assinatura. Além disso, tentaria abrir com muito cuidado a parte de trás da moldura e, quem sabe, encontrar ali uma etiqueta ou um pedacinho de papel amarelado que pudesse me levar a um arquivo ou a um registro de biblioteca. Retornei à mesa e fiz um círculo ao redor do curso de restauração de arte. "Talvez eu consiga resolver um mistério", pensei.

Bons sonhos.

A um quarteirão de casa

A chuva não tinha dado trégua desde a noite anterior, e as ruas estavam cheias de poças.
    O céu havia sido tomado por nuvens baixas e cinzentas. Era uma tarde fria de setembro, com um vento que ressoava a agosto. Parei debaixo da barraca de um verdureiro a um quarteirão da minha casa para ajeitar a capa de chuva, fechando-a até o pescoço. O cheiro das peras me fez tirar os olhos da cafeteria da esquina, na qual eu estava observando as pessoas beberem café enquanto liam jornal ou conversavam com amigos. As peras, apesar de pequenas e esverdeadas, pareciam macias e tinham um ou outro machucado que indicava estarem boas para comer. Pedi duas e mais um punhado de amêndoas, que o vendedor embrulhou num pedaço de papel pardo. Depois de pôr as compras no bolso da capa de chuva, coloquei de novo o capuz e atravessei a rua. Estava quase chegando em casa.

As antigas casas marrons eram coladas umas nas outras. Eram todas a mesma casa, repetidas incontáveis vezes com pequenas diferenças na fachada. Algumas tinham um pequeno pátio, outras um portão e um jardim. Na frente de algumas, havia árvores antigas cujas raízes estavam abrindo rachaduras na calçada. Todas tinham degraus largos e uma pequena varanda, ainda que num dia como aquele não houvesse ninguém sentado do lado de fora.

A minha casa era protegida por um portão e grades de ferro que escondiam dos pedestres o jardim um tanto descuidado. Parei no portão e olhei para um lado, depois para o outro: algumas pessoas caminhavam na chuva, encolhidas sob o casaco ou abrigadas debaixo do guarda-chuva. Pus a mão no bolso para pegar o chaveiro, escolhendo sem olhar a chave grande de ferro, pesada e antiga. Quando estava caminhando, as mãos sempre a encontravam na escuridão do bolso. O peso dela era reconfortante, e os dentes compridos e os desenhos de videira faziam com que parecesse uma chave que poderia abrir uma porta num conto de fadas. Mas não podia, pois tinha sido feita para o meu portão.

Fechei-o, passei pelo jardim e subi os degraus com pressa – tinha me cansado da chuva. Depois de mais uma chave, eu estava em casa. Suspirei. Sempre gostei da sensação de bater a porta no fim do dia, sabendo que não preciso sair de novo até a manhã seguinte. A quantidade de trancas que ela exibia sobre a madeira envernizada me fez sorrir – a porta era segura, eu não precisava delas, mas gostava de trancá-las uma por uma mesmo assim. Passei a corrente, girei o trinco, corri o ferrolho. "Segura essa, mundo!", falei alto.

Antes de fechar as cortinas grossas de veludo dei uma espiada no temporal – a chuva, que havia se transformado numa tempestade, estava açoitando as janelas. Senti o corpo mais pesado a cada passo que eu dava – estava a poucos minutos de cair num sono doce e profundo. Tirei as botas e deixei a capa de chuva no cabideiro enquanto andava até a biblioteca. Passando pela cozinha com a vaga intenção de tomar um chá, desisti no último instante de ligar a chaleira elétrica, pois me dei conta de que iria dormir antes que a água fervesse.

A biblioteca tinha um sofá bem grande, espaçoso o bastante para uma pessoa esticar o corpo e coberto por algumas mantas e almofadas. Abajures ficavam espalhados pelo cômodo, mas nem foi preciso acendê-los. Os cordões de luzinhas que decoravam o topo das estantes eram suficientes. Larguei as peras e as amêndoas na mesa ao lado do sofá e me deitei. Olhei os livros à minha volta, dividindo as prateleiras com globos de neve e lembrancinhas de viagens. O velho relógio tiquetaqueava na estante, e a chuva, com seus trovões, soava distante e abafada. Meus olhos estavam cada vez mais pesados. Ouvi os passos delicados

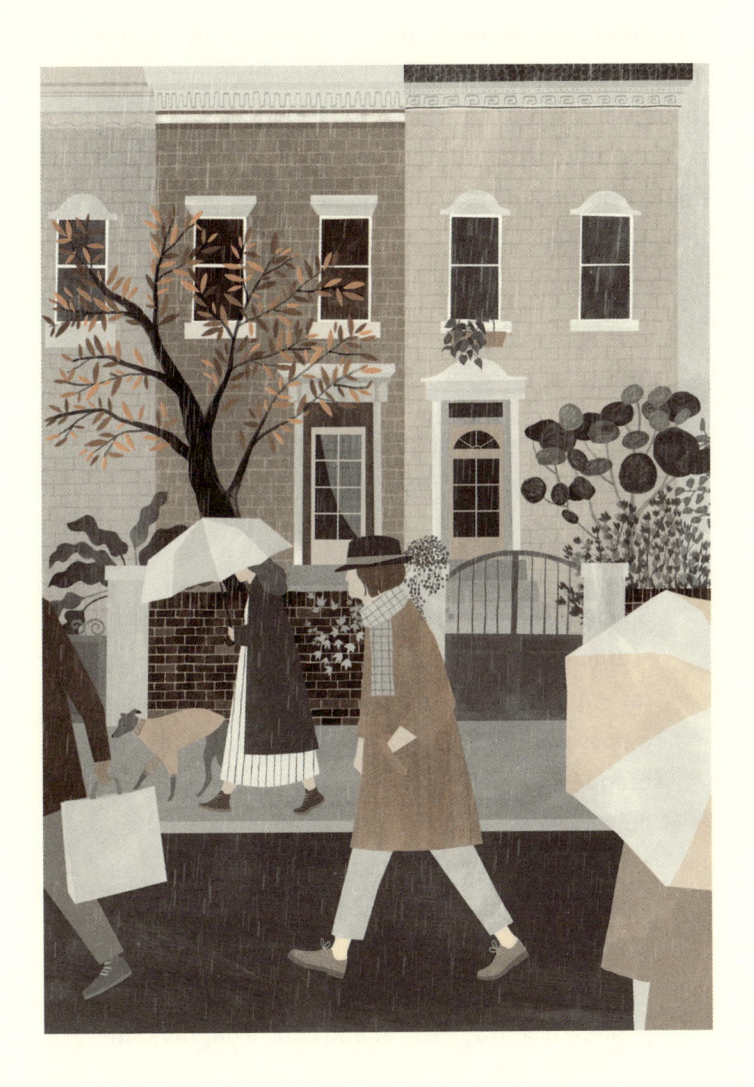

da minha gata, seguidos de um momento de silêncio enquanto ela preparava o salto. Logo estava sentada sobre os meus joelhos, e, quando me virei de lado, ela se acomodou no espacinho atrás das minhas pernas. Então, cobri nós duas com uma manta, encostei a cabeça numa almofada macia e fechei os olhos. Dormimos.

Bons sonhos.

RELAXAMENTO CONTRA CANSAÇO E ANSIEDADE

· · · · ·

Sou apaixonada por este método de relaxamento – tudo o que você precisa fazer é respirar e contar –, pois ele me acalma quase imediatamente, e posso utilizá-lo a qualquer momento sem que ninguém perceba. Experimente praticá-lo quando estiver no trânsito ou num momento estressante no trabalho, ou ainda depois de vestir seu moletom preferido ao chegar em casa após um dia difícil.

Para começar, respire com naturalidade e perceba a sensação do ar entrando e depois saindo. Você não precisa mudar a respiração, apenas prestar atenção no ritmo dela. Siga o ar enquanto ele entra pelo nariz, passa pela garganta e chega aos pulmões. A seguir, continue acompanhando-o enquanto ele deixa os pulmões, passa de novo pela garganta e sai pelo nariz. Quando você tiver soltado todo o ar, conte mentalmente até dois. Então inspire mais uma vez, soltando o ar em seguida. De novo: Um, dois. Faça isso por um ou dois minutos. Inspire. Solte. Um, dois.

Quando tiver se acalmado, inspire profundamente pelo nariz e solte o ar pela boca. Ótimo.

Na biblioteca

Sempre me surpreendo quando dou os primeiros passos ao entrar na biblioteca.

Quando fico um bom tempo sem visitá-la, eu me esqueço de como é silenciosa e fresquinha, de como o cheiro doce e empoeirado dos livros invade as narinas no instante em que se abre a porta, de como a visão de todos aqueles livros pode ser tão atraente. Mesmo quando preciso apenas devolver um livro, acabo não resistindo e passo alguns minutos caminhando pelos corredores e admirando a tranquilidade das salas de leitura. Naquele dia, eu tinha bem mais do que alguns poucos minutos livres, então poderia me demorar ali.

Era dia de folga no trabalho; acordei cedo, preparei uma xícara de café e voltei para a cama. Levantei as persianas do quarto e bebi devagarinho o café enquanto observava a manhã mudar de cor. Deitada ao meu lado sobre uma coberta, a gata ronronava e, como eu, apreciava cheia de preguiça a vista da janela. De vez em quando, ela agitava o rabo, que logo em seguida voltava a se enrolar, recolhendo-se como a fumaça de uma vela que acaba de ser apagada. Tentei adivinhar o que estaria provocando aquelas agitações. O que estaria abalando aqueles pensamentos felinos? Encostei a mão em suas costas, sentindo uma vibração tranquilizadora toda vez que ela ronronava, e sorri ao pensar nos planos para o dia. Era um dos primeiros dias frios do outono, e as folhas estavam só começando a perder o verde e cair. As noites vinham se tornando cada vez mais frias, mas ao fim da manhã o ar esquentava e possibilitava passeios agradáveis com o sol e a brisa batendo no rosto. Decidi caminhar até a cidade e passar um tempo vasculhando as prateleiras da biblioteca.

Enchi uma bolsa com alguns itens básicos, amarrei os sapatos e saí de casa para respirar o ar fresco da manhã. Vi algumas pessoas passeando com cachorros ou carregando compras enquanto eu avançava pelas ruas do bairro em direção à cidade. Era uma cidade pequena – não mais que umas poucas ruas principais e algumas transversais –, mas tínhamos bons cafés, um antigo cinema com um letreiro bonito que sempre anunciava um filme clássico ao lado dos novos e um grande parque no centro de tudo. E tínhamos, claro, uma excelente biblioteca.

Cheguei lá minutos depois do horário de abertura, mas algumas bicicletas já estavam estacionadas, e havia um fluxo de pessoas entrando e saindo pela porta principal – algumas seguravam crianças pequenas pelas mãos, outras pareciam prontas para o trabalho, carregando pastas sérias nas quais se via o cantinho de um laptop. Algumas, como eu, pareciam estar ali somente para ficar perto dos livros e passar algumas horas explorando-os. Cruzei as portas de vidro e parei por um momento para observar o lugar. Eu podia ir direto para as estantes ou pegar um caminho mais longo, que passava pela seção infantil. Escolhi o segundo trajeto, que percorri devagar, olhando os grandes livros coloridos e desviando das cadeirinhas. Sorri para um pai que, agachado no meio de um corredor, lia uma história para a filha sentada em seu colo e cumprimentei os bibliotecários que devolviam livros ao lugar e arrumavam a mesa das crianças.

Uma das salas principais tinha fileiras de mesas compridas e espaçosas, com abajures idênticos, pequenos cestos de lixo e cadeiras antigas. A uniformidade daquele ambiente sempre me trazia calma. Escolhi um lugar, apoiei a bolsa na mesa e tirei dela uma garrafa térmica de chá. Só então comecei a explorar os corredores e a correr os olhos pelos títulos. Como qualquer leitor, tenho as minhas preferências, mas gosto de olhar as seções com as quais não tenho familiaridade. Essa é uma das partes mais empolgantes de quando se está cercado de livros: podemos escolher qualquer um, e, embora seja impossível saber antes de ler, ele pode abrir a nossa mente, nos fazer rir, chorar ou passar a viver de forma diferente.

Apesar de não ter planejado pegar mais que um ou dois livros, depois de uma hora pesquisando e lendo algumas páginas eu tinha escolhido cinco. Estava de volta à mesa de leitura, bebendo chá e tentando decidir por qual deles começar, quando ouvi o estômago roncar de leve. Até pensei em fazê-lo esperar um pouco, mas, como uma das poucas coisas mais agradáveis do que um livro novo é ler enquanto se come um sanduíche, resolvi registrar meus mais recentes empréstimos e partir.

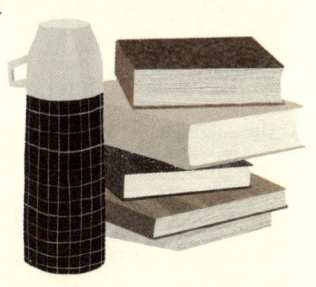

No parque, havia um quiosque que vendia cafés, sorvetes, sanduíches e refrigerantes. Entrei na fila atrás de alguns trabalhadores em horário de almoço e, quando chegou minha vez, pedi "aquele ali com bastante picles, por favor". Recebi o sanduíche embrulhado em papel pardo e uma maçã de sobremesa. Num canto tranquilo do parque, me sentei num banco vazio e abri a embalagem enquanto sentia a brisa fresca de outono. Era um dia perfeito para começar um livro novo. Sempre achei que há uma forma ideal de lazer para cada estação. No inverno era o cinema. Na primavera, a poesia, e no verão a música. No outono, a forma de lazer perfeita era a leitura.

Eu tinha pegado emprestado um livro sobre o cosmos – que explicava conceitos que sempre quis entender mas nunca tinha conseguido –, um de mistério que se passava numa casa no interior da Inglaterra, uma biografia e um romance que escolhi só porque gostei da capa, além de um livro sobre como seria a Terra se diversos acontecimentos históricos tivessem tido um fim diferente. Folheei o da capa bonita – para minha surpresa, o livro era repleto de ilustrações lindas. Li alguns trechos antes de passar para a biografia. Descobri ao abri-la que várias das páginas haviam sido dobradas por um leitor antigo. No fundo eu sabia que ia acabar mergulhando no livro de mistério (e estava torcendo para que não tivesse sido o mordomo), mas fingi por alguns minutos que leria sobre o multiverso e a teoria das cordas. Em seguida, batendo as migalhas do sanduíche que haviam caído no colo, abri o livro novo e comecei a ler.

Bons sonhos.

Essa é uma das partes mais empolgantes de quando se está cercado de livros: podemos escolher qualquer um, e, embora seja impossível saber antes de ler, ele pode abrir a nossa mente, nos fazer rir, chorar ou passar a viver de forma diferente.

Manhã de outono na feira de produtores rurais

As manhãs de sábado costumavam ser para dormir até o meio-dia e, às vezes, para tentar montar o quebra-cabeça de lembranças esparsas da noite anterior.

Contudo, acho que cresci um pouco, porque minha vontade agora é acordar bem cedo para ter o dia inteiro pela frente para desfrutar.

Eu estava relaxando na varanda dos fundos, enrolada em um cobertor, com uma xícara de chá na mão, usufruindo daquele momento em que o vapor perfumado espanta o frio da manhã das minhas bochechas. Observava um esquilo que estava coletando bolotas e levando-as para esconderijos espalhados pelo quintal. Os planos eram os mesmos naquele início de dia: aproveitar a colheita e começar a estocá-la pensando no inverno. Dali a pouco, eu ia sair para ir à feira de produtores rurais e encher as sacolas com delícias que o final do verão e o início do outono trazem.

Deixei a xícara na pia da cozinha e fui até a garagem. Pensei em pegar a bicicleta em vez do carro, mas eu me conhecia bem – ia comprar muito mais coisas do que seria capaz de carregar numa bicicleta. Ainda mais naquela época do ano, quando as barracas ficavam repletas de abóboras de todos os tipos. A feira já estava movimentada quando cheguei, e precisei dar algumas voltas pelo estacionamento antes de encontrar uma vaga bem nos fundos. Deixei o carro ali e saí para aproveitar a manhã. Logo atrás da última fileira de carros havia um aglomerado de árvores altas em círculo, as folhas começando a ficar marrons e a ser balançadas pela brisa da manhã. Abaixo delas via-se um banco velho e, logo adiante, a margem de um pequeno riacho. Segurando firme as sacolas de pano, me agachei sobre uma pedra para observar a água, que corria com rapidez. Mergulhei os dedos e deixei que ficassem gelados enquanto sentia o cheiro delicioso de água fresca se misturando ao ar cheio de vida. Respirei fundo algumas vezes antes de me pôr de pé e seguir o fluxo de adultos, crianças e cachorros que ia dar nas exuberantes barracas da feira.

Com a prática, eu tinha chegado à conclusão de que a melhor estratégia era percorrer a feira toda antes de começar a comprar, pois assim conseguia ter uma boa noção do que estava à minha disposição e de quais eram as melhores ofertas. No entanto, esperar não é o meu forte, e toda aquela abundância só piorava a situação. Eu até já havia me conformado com esse meu lado quase esbanjador e sabia que acabaria comprando coisas demais e sofrendo para levá-las até o carro.

Crisântemos arrumados em caixas de plástico enfeitavam os corredores, alguns com belas flores, outros com botões que ainda pareciam longe de abrir. Atrás deles, em vasinhos dispostos em bancos de madeira compridos, estavam girassóis, zínias e amores-perfeitos, além de repolhos ornamentais e couves roxas. Depois de comprar algumas coisas que combinei de pegar quando estivesse indo embora, segui para as barracas de hortaliças, que estavam apinhadas de abóboras. Os tomates ainda estavam bonitos, e comprei alguns para preparar conservas, além de batatas-doces alaranjadas e uma abóbora, as quais pretendia pôr no forno e depois transformar numa sopa. Comprei também um ramo inteiro de couve-de-bruxelas e um maço de acelga.

As sacolas estavam ficando pesadas, mas aguentei firme e fui conferir a parte fechada da feira, de onde borbulhava uma pequena multidão. Lá dentro, comprei um vidro de manteiga de abóbora, uma iguaria fantástica que eu já havia experimentado outras vezes e que é capaz de dar a uma simples torrada o sabor de uma torta de abóbora. Não podia deixar de levá-la! Bem no fundo do mercado ficava uma padaria cujos aromas deliciosos chegavam até o estacionamento. Havia uma pequena fila para fazer os pedidos; enquanto esperava, fiquei sentindo o cheiro de pães, doces e biscoitos recém-saídos do forno. Eu tinha uma memória de infância bastante vívida que se passava exatamente naquele local. Eu devia ter cinco ou seis anos na ocasião e, de mãos dadas com a minha mãe, estava esperando enquanto ela comprava uma dúzia de cookies de chocolate embrulhados num saquinho de papel. Mesmo depois de tantos anos, os mesmos saquinhos ainda estavam ali, empilhados ao lado do caixa e presos no lugar com uma pedra. Depois de registrar meu pedido, a padeira usou um pedaço de papel-manteiga para enfiar um pão de nozes-pecãs com canela num deles. Paguei, pendurei as sacolas nos ombros e voltei para a parte aberta da feira.

Como era esperado, precisei de duas viagens para levar tudo para o carro. Estava ajeitando os crisântemos e os amores-perfeitos no porta-malas quando senti cheiro de café e suco de maçã. Vi que um carrinho estava parado do outro lado do estacionamento e, como ainda tinha alguns dólares, pedi um café, que bebi na mesa de piquenique enquanto observava as pessoas ao meu redor. Alguém estava tocando violão ali perto. Uma garota contava uma história para uma amiga, as duas rindo baixinho até que uma delas explodiu numa gargalhada, jogando a cabeça para trás e enxugando os olhos. A alguns metros delas, um casal de idosos caminhava devagar, de mãos dadas, em direção às barracas de hortaliças. Depois de algum tempo sentada, senti as pernas gelarem e me levantei, bebendo os últimos goles do café antes de retornar ao carro para descobrir como seria o restante do sábado.

Bons sonhos.

OBSERVAÇÃO DE PESSOAS COMO FORMA DE MEDITAÇÃO

· · · ·

Esta meditação é uma ótima ferramenta para acalmar a mente quando você está num lugar agitado.

Encontre um espaço fora do caminho, onde possa ficar sem que ninguém esbarre em você. Sente-se numa posição confortável e mantenha os pés apoiados no chão e a coluna ereta.

Fixe os olhos em algo que não esteja se movendo – que não seja uma pessoa – e preste atenção no seu corpo. Perceba o ritmo da respiração e a sensação das roupas tocando a pele. Depois de alguns instantes, permita que os olhos comecem a passear pelas pessoas ao redor. Não forme qualquer opinião sobre elas – observe o que estão fazendo, a maneira como se movem, a cor do cabelo ou o formato dos olhos. Estude com curiosidade os detalhes como se você fosse um artista se preparando para pintar a cena que acontece na sua frente.

Volte periodicamente a atenção para as sensações do corpo, em seguida retorne para o mundo à sua volta. Lembre-se de que meditar é prestar atenção de maneira calma e que você pode fazer isso enquanto caminha ou come, numa almofada ou no meio de uma multidão.

Inspire. Solte o ar. Ótimo.

Alecrim para a lembrança

Eu estava cuidando da horta.
Desde que as últimas espigas de milho haviam sido comidas, ela estava praticamente vazia. Eu queria colher os últimos frutos que a terra tinha para oferecer antes que fosse tomada pelo gelo.

Comecei pelo canteiro de cabaças de casca macia, chamadas cucúrbitas, espécies de abóbora. Tinham um pescoço longo em forma de gancho e uma casca brilhosa, porém cheia de irregularidades. Eram, em sua maior parte, verdes e amarelas – ainda que algumas fossem alaranjadas, quase vermelhas –, e pequenas o bastante para serem carregadas usando-se apenas uma mão. Enquanto as tirava do pé, fui enchendo as cestas de vime. Elas iam decorar a mesa de jantar e, apoiadas sobre guirlandas vermelhinhas de folhas de bordo, a varanda. Aquelas que sobrassem eu colocaria perto do bosque para os animais à procura de petisco.

Passei para as cabaças de casca dura, as lagenárias. Eram marrom-claras e bem grandinhas – algumas quase tinham alcançado o tamanho das abóboras. Colhi uma por uma, deixando alguns centímetros do ramo, e lavei-as na torneira do lado de fora do celeiro com água gelada, para em seguida arrumá-las sobre uma velha colcha de retalhos, onde iam ficar descansando sob o sol outonal.

Essas cabaças iam secar até o fim do inverno, quando o interior teria desidratado e elas estariam leves como papel. O celeiro tinha um canto reservado para elas, quentinho o bastante para que não congelassem – e sim secassem – nos piores dias do inverno, e espaçoso o bastante para que o ar pudesse circular entre cada uma. Era uma prateleira, na qual eu as ajeitaria numa longa fileira; depois disso, só ia precisar dar atenção a elas a cada poucos meses, quando seria hora de virá-las. Na primavera, quando estariam fazendo som de chocalho ao serem agitadas e as sementes no interior da casca rígida estariam dançando, eu abriria uma janela em cada uma delas, além de um pequeno orifício para passar uma corda. Então, só precisaria enchê-las de alpiste e pendurar ao ar livre para alimentar os chapins, as toutinegras e as mariquitas-azuis. Algumas eu podia pintar de azul ou preto e dar de presente para vizinhos e amigos.

Depois das cabaças, passei um tempo colhendo abóboras e levando-as para a beira da estradinha de cascalho

– tínhamos muito mais do que éramos capazes de consumir. Usando estêncil, escrevi um cartaz que pedia alguns dólares por elas e fixei na caixa de correio. Em cima dela, deixei uma lata de café vazia para coletar o dinheiro.

Não demorou para que eu ouvisse o barulho de pneus na estradinha. Quando fui conferir, vi um casal e um garotinho examinando as abóboras. O menino se agachou para tocar com as mãos miúdas a casca lisa e brilhosa e o cabo áspero. É uma escolha complicada para uma criança... Qual das abóboras é a certa? Passados alguns instantes, ele decidiu e, depois de umas tentativas, conseguiu levantá-la e caminhar devagar até o carro. Sua mãe pôs algumas notas na latinha de café e acenou para mim. Retribuí o aceno e fui cuidar do canteiro de ervas.

Eu havia colhido os últimos ramos de salsinha, orégano e manjericão em setembro, mas ainda havia bastante sálvia, tomilho e azedinha. O tomilho cheirava bem quando era aquecido pelo sol, e esfreguei alguns ramos entre as mãos, que em seguida pus em concha na frente do rosto. Fechei os olhos e respirei fundo, puxando o ar. Rudyard Kipling escreveu que o tomilho tem o cheiro do alvorecer no paraíso.

Refletindo sobre a poesia das plantas e das ervas, estendi a mão para cortar os últimos galhos de alecrim. "Há o alecrim, isso é para a lembrança", recitei, ainda que não fosse nenhuma Ofélia de Shakespeare. O coração não estava partido, e eu não estava sem rumo. Ao contrário, na minha horta, eu encontrava o rumo.

Fiquei em pé e, por alguns instantes, firmei bem os sapatos no chão, fazendo uma pressão para baixo com os dedos dos pés. Talvez estivesse tentando conectar o corpo diretamente à terra para lhe agradecer, dizendo: "Eu percebo o quanto você me dá e só tenho a agradecer." Então, eu me lembrei de uma vez em que comentei com um amigo que sentia uma forte necessidade de estar perto da natureza. Com uma voz cheia de bondade, ele respondeu: "Você é a natureza." Ele estava certo, é claro, e a lembrança daquela frase me ajudou a atravessar momentos em que eu não podia estar ao ar livre, pôr as mãos na terra nem caminhar por entre as árvores.

Peguei vários ramos de sálvia para o jantar de Ação de Graças, além de alguns de erva-dos-gatos para os felinos da família. Amontoei ramos de pinheiros sobre os galhos cortados dos alecrins para protegê-los da neve que em breve ia chegar. Guardei um pequeno no bolso da camisa de flanela, para continuar sentindo o perfume pelo restante do dia. Alecrim é para a lembrança, e eu estava lembrando o meu lugar na natureza.

Bons sonhos.

FORTES E LEVES

· · · · ·

Use uma cabaça de casca dura, do tipo grande e marrom-claro. Lave-a com água e sabão e deixe secar naturalmente.

Espalhe álcool de cozinha pela casca para ajudar no processo de secagem.

Acomode a cabaça num lugar ventilado e sem incidência direta de sol. Deixe descansar por seis meses, virando-a uma vez por semana para garantir que todos os lados sequem por igual. Se ela começar a dar mofo ou apodrecer, descarte e comece o processo com uma nova. Quando seca totalmente, a cabaça fica leve e faz barulho de chocalho ao ser agitada.

Cabaças secas são belos itens decorativos para ambientes tanto internos como externos. São fortes e duradouras, mas bastante leves. Você pode cortá-las para fazer um alimentador de pássaros, pintá-las com tinta a óleo ou acrílica, ou usá-las em estado natural para decorar a mesa de jantar ou a varanda.

Planos cancelados

Parecia uma boa ideia.

Sempre parece, não é mesmo? Noite de sexta, um filme que queríamos ver, um restaurante de que gostávamos e, como se não bastasse, uma folga no dia seguinte para descansar caso chegássemos muito tarde.

Mas foi um dia longo. Não parei de correr um segundo sequer desde que saí de casa de manhã. Esqueci de tirar o almoço da geladeira e tive que me virar com uma maçã e alguns biscoitos salgados, mas continuei com fome. Sentia um cansaço intenso, estava morrendo de vontade de vestir roupas mais confortáveis e, sem a companhia de ninguém, fazer o que bem entendesse. Para completar, começou a chover quando eu estava voltando para casa – uma chuva fria que gelou minhas mãos e penetrou na minha roupa. A ideia de me aprontar para voltar a sair naquele tempo horroroso não era nem um pouco agradável.

Por sorte, a pessoa com quem eu tinha feito aqueles planos era uma ótima amiga. Anos atrás, tínhamos feito uma promessa: sempre diríamos a verdade sobre o que queríamos – ou podíamos – ou não fazer. Assim, podíamos ter certeza de que, quando pedíssemos um favor ou propuséssemos uma aventura e a resposta fosse sim, ela seria bastante sincera, e não motivada por qualquer sentimento de obrigação. Por outro lado, se a resposta fosse não, saberíamos que a outra pessoa estava apenas cuidando de si mesma, e isso também era algo a ser celebrado. Portanto, não pensei duas vezes antes de pegar o celular. Ao olhar a tela, vi que, como tantas vezes acontecia, já estávamos em sincronia. A mensagem dela tinha só uma palavra:

Hum...

Ri enquanto digitava a resposta:

Você também?

Já estou até de pijama.

Ótimo, fique assim. Podemos deixar para outro dia. ♥

♥

"Oba!", comemorei, com os punhos fechados. Respirei fundo e, em seguida, soltei o ar. Não tinha percebido que estava com os ombros e a mandíbula tensionados até sentir o corpo todo relaxar. Agora que não restavam dúvidas de que eu iria ficar em casa, resolvi fazer as coisas com calma. Depois de tirar o casaco molhado e deixá-lo no cabideiro ao lado da porta, dei um pulo no quarto para pegar meu pijama predileto, um par de meias grossas e um velho cardigã. Como eu ainda estava com frio por causa da chuva, coloquei aquelas roupas aconchegantes na secadora. Girei o botão para que marcasse dez minutos e, enquanto elas não ficavam prontas, passeei pela casa, acendendo velas e pondo um disco para tocar. Revirei a geladeira e a gaveta de cardápios de entrega enquanto refletia sobre o que estava com vontade de comer. Pensei em pedir uma pizza ou *noodles* tailandeses com legumes, mas me senti mal com a ideia de fazer o entregador enfrentar aquele tempo chuvoso e gelado. Ouvi o barulhinho da secadora e corri para pegar as roupas. É engraçado perceber as coisas que passamos a considerar estimulantes à medida que envelhecemos. Ao chegar em casa, poucos minutos antes, eu estava quase desmaiando de cansaço. Agora, um sorriso largo estava estampado no rosto enquanto eu planejava a noite de não fazer quase nada.

As roupas estavam bem aquecidas ao sair da máquina, e as vesti correndo para que não perdessem nem um pouco de calor. Depois de calçar as meias grossas, senti que os dedos dos pés estavam esquentando. Pus o cardigã por cima do pijama e me atirei na cama. Era muito boa a sensação de estar em casa – fiquei me perguntando se ela seria a mesma se eu não tivesse feito planos de sair. Acho que a comparação entre as duas alternativas tornava aquela sensação ainda mais prazerosa. Enviei outra mensagem para a minha amiga:

> Vamos cancelar mais planos na semana que vem!
>
> Combinado! Quem sabe aquele show no centro?
>
> Sim, mal posso esperar para não ir.

Era ótimo saber que tanto eu como ela estávamos confortáveis em casa, ela tranquila e contente do outro lado da cidade, eu me aquecendo no meu cantinho. Essa é a melhor forma de amizade – quando a felicidade de outra pessoa deixa você feliz mesmo que não esteja ao lado para testemunhá-la.

De volta à cozinha, e depois de examinar mais uma vez a geladeira, tirei dela um saquinho de cogumelos-de--paris e alguns ramos de salsinha. Da despensa, trouxe caldo em conserva, arroz arbóreo e uma garrafa de vinho. Risoto é o prato ideal para noites como aquela. É quentinho, reconfortante, substancioso e, é óbvio, uma delícia. Coloquei uma panela grande no fogo e piquei uma cebola em cubinhos, que refoguei lentamente no azeite. Em outra panela, pus o caldo para esquentar. Abri o vinho e me servi de uma taça, mas mantive a garrafa à mão para dali a pouco acrescentar ao arroz.

Quando a cebola adquiriu um tom rosado e começou a exalar um cheiro mágico, joguei o arroz na panela e mexi por mais ou menos um minuto. A parte externa dos grãos ficou então translúcida, revelando pequenas pérolas brancas no interior. Com uma concha, comecei a despejar aos poucos o caldo quente sobre o arroz, mexendo sem parar, e esperando que fosse absorvido antes de acrescentar mais. Fazer movimentos circulares com a colher de pau, observando o molho cremoso se formar à medida que o arroz liberava o amido e amolecia, foi como uma forma de meditação. Mais uma concha de caldo, mais um tempinho mexendo. O vapor saboroso que subia das panelas aquecia o rosto e o pescoço.

Piquei a salsinha, reservando-a para salpicar por cima do risoto quando estivesse pronto, e cortei os cogumelos em quatro. Em seguida, salteei-os numa frigideira à parte com um pouco de vinho. Com o fogo desligado, juntei os cogumelos ao arroz e misturei enquanto temperava tudo com generosas pitadas de sal e pimenta-do-reino.

Por fim, passei o risoto para uma tigela. Minha barriga roncou de ansiedade enquanto eu levava a refeição para a mesinha de centro da sala. Sim, eu ia jantar enquanto assistia a um filme debaixo da coberta – ninguém podia me impedir.

"Bom apetite", falei para ninguém.

Depois de me acomodar – pernas para o alto, tigela no colo, taça na mão –, liguei a TV. Havia um filme que eu estava guardando para uma noite como aquela. Não tinha conseguido vê-lo no cinema quando esteve em cartaz, e a lembrança disso me fez rir. É provável que eu e minha amiga tivéssemos combinado de ir, mas cancelado na última hora. Era uma história de detetive passada há mais de um século, com lindas paisagens e vários atores preferidos. Eu tinha lido o livro que deu origem ao filme, mas como fazia muito tempo e já não lembrava quem era o assassino, ia poder brincar à vontade de detetive enquanto assistia. A chuva açoitava a janela atrás de mim. Tomei um gole demorado de vinho e apertei o play.

Bons sonhos.

PARA SENTIR BEM-ESTAR DEPOIS DE UM DIA RUIM

. . . . .

Alguns dias não são tão bons, outros são turbulentos mesmo. Quando chegar em casa no final de um dia em que nada deu muito certo, vá até a cozinha e prepare uma caneca bem grande de chocolate quente. Você pode acrescentar um punhado de gotas de chocolate – fica ainda mais gostoso. Ou preparar um chá com um pouquinho de açúcar e uma dose generosa de uísque. Enquanto despeja a bebida na xícara, você tem a permissão de pensar: "Praticamente um remédio." Saiba que esse tipo de desculpa não é necessário, afinal você teve um dia intempestivo.

Ande pela casa conferindo as trancas das portas e, quando tiver checado todas elas, diga ao mundo: "Não entre aqui." Então vá para o seu quarto, deixe o chocolate quente na mesinha de cabeceira e ligue o abajur. Vista o pijama mais confortável que tiver, aquele que já foi lavado centenas de vezes e ficou tão fininho e macio que colocá-lo no corpo faz você soltar um suspiro de alívio. Vista também um casaco ou um moletom bem confortável. Feche o zíper até o pescoço e ponha o capuz. Meias também são úteis neste momento.

Agora, vá se deitar. Se a pessoa amada estiver na cama, você pode se recostar em seu colo e deixar que a pessoa faça cafuné em sua cabeça enquanto adormece. Se houver um cachorro ou um gato, ele vai se deitar ao seu lado e aquecer você, que vai sentir o coração dele batendo. Se não estiver com ninguém, relaxe e perceba que tem toda a liberdade de demonstrar seus sentimentos, sem precisar explicá-los a ninguém. Se o telefone tocar, não atenda. Se houver mensagens ou tarefas inacabadas, pode deixá-las para o dia seguinte. Você já fez o bastante por hoje.

Beba alguns goles do chocolate quente. Desligue a luz. Cubra-se. Pense em algo simples e suave. Inspire... e expire. Inspire... e expire.

No moinho, com abóboras e maçãs

Eu havia esperado o verão inteiro, suportando com paciência o calor.

Agora o outono estava ali geladinho, trazendo a sensação de energia e frescor que espanta a apatia sonolenta do verão. A luz da tarde era alaranjada de um jeito que só é possível nessa época do ano, o ar tinha um cheiro doce e picante, as folhas estavam perdendo o verde e criando a cada dia uma nova paisagem. Certa vez, comentei com uma amiga que minha avidez por ver a cor das folhas era tão grande que eu não conseguia enxergá-las tão bem quanto queria. Ela sorriu e disse: "Olhe com menos força." Foi um bom conselho. Com paciência e atenção, eu desfrutava melhor dos momentos pelos quais tinha criado expectativa.

Naquela manhã, enquanto apreciava as cores novas da paisagem e sentia o ar frio, olhei com um pouco menos de força. Até fechei os olhos e fiquei escutando o barulhinho do vento agitando as folhas secas – era um som diferente daquele que a brisa produzia no verão, quando as folhas estavam verdes e novinhas, mas que poderia ter passado despercebido se eu não tivesse escutado tão tranquilamente.

Passamos o restante da manhã varrendo folhas, dispondo vasos de plantas pela casa e enrolando mangueiras para devolvê-las ao cantinho da garagem. A varanda estava enfeitada com crisântemos roxos e vermelhos, mas concordamos que havia algo faltando.

– Acho que precisamos de abóboras – falei.
– É, acho que sim. – Um sorriso, olhos brilhantes.
– E talvez algumas garrafas de suco de maçã?
– Sem a menor dúvida.

Vestimos nossos suéteres e entramos no carro. Passamos pelas estradas grandes, depois pelas menores e por último pelas de terra, os dedos entrelaçados no encosto de braço do carro. No rádio, uma canção antiga da qual eu só lembrava metade da letra. Fileiras e mais fileiras de macieiras baixas e apinhadas passavam pelas janelas, os galhos pendendo com o peso das frutas. Por fim, paramos o carro no gramado repleto de marcas de pneu do moinho de cidra. Espalhados ao redor do celeiro e da loja estavam barris cheios até o topo de maçãs, uma quantidade gigantesca delas, frutas pelas quais esperamos o ano inteiro, pois são muito mais cheirosas e saborosas do que as que encontramos no mercado. Viam-se também campos de abóboras, fileiras e pequenos montes delas, além de pessoas analisando-as cuidadosamente e depois dizendo: "Essa aqui é minha."

Dentro da loja, havia prateleiras repletas de geleias e compotas, refrigeradores com suco de maçã e travessas de donuts ainda quentinhos. Alguns eram simples, sem cobertura, outros eram envoltos em açúcar ou coroados de glacê. Numa das paredes da loja havia uma passagem estreita que levava à sala de prensagem, onde era possível ver o suco sendo preparado. Paramos ali e observamos um garotinho que estava vendo a prensa esmagar as maçãs. Por que é tão fascinante descobrir como as coisas são feitas?

Eu me lembrei dos vídeos a que assistíamos em dias chuvosos no jardim de infância e, mais especificamente, de um curta sobre a fabricação de giz de cera que me encantou na época – centenas de gizes azuis sendo levados por uma esteira para serem revestidos de papel e, em seguida, arrumados em suas caixinhas. Elas eram, então, dispostas em caixas de plástico e depois levadas em caminhões. A lembrança me fez sorrir enquanto via o garotinho escutar concentrado, com o dedo no queixo e uma expressão de fascínio, o que dizia o pai, agachado atrás dele enquanto apontava para a máquina que produzia o suco que o menino estava bebendo.

Saímos da loja e fomos visitar os campos de abóbora, chutando as folhas secas e admirando o terreno irregular para além do pomar de maçãs – depois da colheita, alguns trechos tinham sido despidos de qualquer vegetação, mas em outros se viam pequenas aglomerações de árvores e até mesmo um riacho. Encontramos algumas abóboras grandes que, com a base achatada e os cabinhos verdes e espiralados, pareciam saídas de um conto de fadas. Pegamos algumas dessas e outras pequenas e redondinhas, de um laranja intenso, que estavam pedindo para ter boca, nariz e olhos entalhados – seria um dia perfeito de Halloween. Levamos as abóboras para serem pesadas numa balança velha e enferrujada que ficava ao lado do caixa (20 centavos de dólar o quilo). Somando-as a uma sacola de maçãs e a uma garrafa grande de suco, tínhamos tudo que havíamos planejado comprar. Até mais.

Em casa, pusemos as abóboras na varanda e nos sentamos para apreciar os últimos instantes da tarde e saborear os últimos goles de suco. Logo íamos guardar os ancinhos, recolher os cestos de folhas secas e ajeitar os vasos de flores. Depois, ao entrar em casa, íamos acender velas e preparar o jantar. Mas antes, só por alguns minutos, permitimos que o ar frio da varanda gelasse nossos nariz e pescoço. Escutamos os sons dos pássaros e dos esquilos indo se deitar, e observamos o céu mudar de cor. Olhamos com bem pouca força e nos esquecemos de qualquer obrigação.

Bons sonhos.

Admirador secreto

Ao chegar em casa e tirar as chaves do bolso, vi que havia um pedacinho de papel preso a elas.

Um vento bateu e ameaçou levá-lo, mas estendi rapidamente a mão para pegá-lo no ar. Pensei que fosse um papel de chiclete ou um ingresso antigo de cinema, mas, ao desdobrá-lo, percebi que ele tinha um bilhete escrito à mão:

Você é adorável.

Havia um coração atravessado por uma flecha desenhado ao lado das palavras. Fiquei surpresa e abri um sorriso na mesma hora. Apesar do vento gelado que penetrava nos pequenos espaços abertos do meu casaco, senti o corpo inteiro aquecer na mesma hora.

Depois de abrir a porta e entrar, reli o bilhete – considerando que só havia três palavras, não sei se ler era o que eu estava fazendo. Estava, sim, me entregando àquela sensação que temos ao perceber que alguém, em algum lugar, está pensando em nós. Foi uma mistura de euforia, bem-estar e frio na barriga. Pendurei o casaco ao lado da porta e tentei imaginar quando, onde e como aquele bilhete havia sido posto no meu bolso.

O dia havia começado na padaria, onde deixei o casaco no encosto da cadeira antes de me sentar para tomar um café. Enquanto bebia, abri a agenda para fazer algumas anotações e planejar a semana. Será que eu teria percebido se alguém tivesse passado rapidamente por trás de mim e enfiado o papelzinho no bolso do casaco? Talvez não. Depois de terminar a primeira xícara de café, fui até o balcão para pedir uma segunda, além de um folhado de geleia. A massa estava uma delícia, bem crocante e delicada, e fiquei um bom tempo saboreando aquele pequeno doce – se um terremoto tivesse ocorrido naquele momento, é bastante provável que eu não tivesse me dado conta.

De lá, fui direto para a biblioteca. Quer dizer, passei pelo parque no caminho, onde estavam montando uma feira de artesanato. Parei para ajudar algumas pessoas que estavam com dificuldade para estender a lona das tendas. Tivemos que lutar contra o vento, mas conseguimos, e ajudei a rolar algumas abóboras decorativas até os respectivos estandes. Havia cestas repletas de artesanato para decoração de outono, e passei alguns minutos examinando as peças. Entre elas estavam guirlandas de folhas vermelhas e alaranjadas de carvalho e morcegos sinistros para pendurar na varanda, feitos com arame e fios de náilon. Havia também caveiras, aranhas de origami e sacos de maçã. Ganhei uma maçã como agradecimento pela ajuda e guardei-a na bolsa para comer mais tarde. Era pouco provável que o papel tivesse vindo dali – os vendedores estavam ocupados demais com a arrumação das tendas.

Levei o bilhete para o sofá, de onde podia ver a rua através das amplas janelas da sala. O vento continuava forte, fazendo voar as folhas amareladas das acácias que margeavam os dois lados da rua. As folhas eram tão pequenas e leves que se lançavam no ar toda vez que eu abria a porta. Vendo-as dançar ao vento, me perguntei se não era possível que aquele papel minúsculo tivesse feito a mesma coisa. Talvez já houvesse passado de admirador para admirado, e só depois voado acidentalmente até aterrissar no meu bolso.

Mas o bilhete não estava amassado, nem mesmo tinha as bordas gastas. Havia sido dobrado uma única vez pelas mãos que o escreveram e, mais tarde, aberto uma única vez pelas minhas. Examinei a caligrafia e o pequeno coração, mas não encontrei nada que pudesse me dar uma pista.

Meu destino seguinte tinha sido a biblioteca. Eu havia planejado passar os livros que estava devendo pela pequena abertura na porta e ir cuidar da próxima obrigação. No entanto, eu estava com um pouco de frio e, ao olhar para o lado de dentro e ver as pessoas diante das prateleiras e os sofás confortáveis da sala de leitura, não resisti à tentação de entrar. Passei pelo balcão de referências e fui direto para a seção de jornais e revistas. Eu amava essa seção – eu não podia pagar a assinatura de todas as revistas que gostava de ler, mas a biblioteca podia. Ali, eu costumava passar horas passando as páginas, lendo as reportagens e olhando as fotos com atenção. Peguei algumas revistas do suporte na parede: uma era sobre arqueologia e tinha como destaque de capa uma tumba recém-descoberta; outra tinha fotos de ideias arquitetônicas inovadoras; a última prometia receitas reconfortantes para o inverno. Andei até a fileira de poltronas que ficava ao lado dos sofás e, embora boa parte delas já estivesse ocupada por leitores, achei uma livre para me sentar e folhear com calma. Mais tarde, depois de acrescentar alguns ingredientes à minha lista de compras, eu as devolvi ao lugar de origem. Será que alguém tinha esbarrado em mim e sorrateiramente metido o papel no meu bolso? Era possível.

Depois da biblioteca, fui até a papelaria para comprar um cartão de aniversário. Escrevi a mensagem no próprio balcão da loja, com uma caneta que peguei emprestada, e em seguida rumei para o correio, onde comprei um selo e enviei o cartão. Fui ainda ao mercado para comprar alguns itens para o jantar, e no caminho parei diante de uma vitrine para olhar um par de sapatos.

Eu tinha estado em muitos lugares, cruzado com inúmeras pessoas.

Percebi que, enquanto reconstituía o dia, eu procurava por um rosto específico na multidão. Alguém que eu secretamente esperava que tivesse escrito e me dado aquele bilhete. Fazia muitos anos que eu tinha terminado a escola, mas pelo visto eu não tinha passado da idade de me apaixonar e pensar em alguém.

Como a fase platônica de um romance é muitas vezes a melhor de todas, resolvi parar de esmiuçar as lembranças e simplesmente apreciar a possibilidade de que a pessoa que eu admirava sentisse o mesmo por mim – de que, ao me avistar na rua, ela não tivesse resistido à vontade de desenhar aquele coração, escrever aquelas palavras e, em seguida, colocar seus sentimentos no bolso do meu casaco.

Eu ia guardar o bilhete num lugar especial, e quem sabe um dia minhas expectativas se tornassem realidade.

Bons sonhos.

Halloween numa casa antiga

Ainda faltavam algumas horas para a noite de Halloween, e eu estava olhando as roupas no armário quando me lembrei de uma viagem que havia feito à Europa, anos antes.

Um dia, eu estava caminhando numa estação de trem quando uma ideia chocante me ocorreu e me fez parar: eu podia ser a pessoa que bem entendesse. Ninguém naquela multidão sabia nada sobre mim. Eu podia me reinventar, se quisesse – usar um nome diferente, inventar um sotaque e fazer coisas de que antes tinha medo, ou experimentar qualquer outro jeito de viver. O Halloween não é assim também? É uma chance de testar algo novo, um dia em que, vestindo máscaras e fantasias, admitimos um pouquinho de esquisitice em todo mundo.

Revirando o armário, encontrei um sobretudo preto que, com alguns ajustes, poderia ser transformado numa capa de bruxa. Dei um muxoxo. Bruxa de novo, não. Em seguida achei um vestido antigo, longo e vermelho-escuro, com um corte justo e a cintura marcada. Ok, admito que tive uma fase *Orgulho e preconceito* quando jovem – todos já fomos jovens um dia. Num ganchinho ao lado do vestido estava uma coroa dourada e espalhafatosa que eu tinha ganhado numa despedida de solteira. Depois de examinar o vestido e a coroa, tirei de outro gancho um colar com um enorme coração vermelho pendurado.

– Rainha de Copas?

– Bum – disse o sótão.

– Agradeço a sua opinião – respondi, sorrindo e olhando para o teto.

O sótão não era de falar muito. Uma ou duas vezes por dia eu ouvia uma pancadinha discreta, como se alguém tivesse apoiado uma caneca em uma mesa ou fechado um livro antes de dormir. Pensando bem, costumava ser à noite. Mais ou menos dez minutos antes da hora de eu dormir, aquele ruído surdo vinha do teto, e eu respondia: "Tudo bem, eu também estou com sono. Posso apagar a luz? Durma bem." É de esperar que casas antigas produzam barulhos estranhos ou que luzes oscilem, mas aquela pancada era como o cumprimento de um daqueles vizinhos que conhecemos de vista sem saber sequer o nome. A gente dizia oi e ia cuidar da própria vida – afinal, todo mundo precisa viver em algum lugar.

Estava decidido: eu seria a Rainha de Copas. Peguei o vestido e fui até o patamar da escada, onde havia uma janela ampla que dava para a rua e que abri para deixar entrar o ar vibrante e gelado do Halloween. Pendurei o vestido no caixilho e me debrucei sobre o peitoril para olhar a rua. Alguns vizinhos estavam colocando abóboras na varanda; crianças fantasiadas desciam de um ônibus escolar, chutando os montinhos de folhas ou se atirando sobre eles. Lembrei-me da empolgação de poder ir à escola fantasiada, daqueles dias alegres em que as aulas eram substituídas por festejos cheios de doces. A empolgação das crianças é verdadeira e totalmente desenfreada, e mesmo àquela distância era contagiante. Tamborilei no peitoril, dei meia-volta e desci para a cozinha.

Eu havia preparado as abóboras mais cedo e, enquanto retirava as sementes com uma colher e entalhava perfis abobalhados nelas, fiquei vendo um filme antigo de terror na TV. As sementes tinham ido em seguida para o forno e, a julgar pelo cheiro, deviam estar prontas. Eu as tinha temperado com azeite, sal e pimenta-do-reino, e, quando coloquei um punhado na boca, elas estalaram deliciosamente na língua. Passei o resto para um pratinho para beliscar mais tarde enquanto distribuísse os doces, e corri pela casa acendendo velas e aprontando a imensa tigela de gostosuras.

Por fim, levei as abóboras entalhadas para os degraus da entrada. Fiquei brincando de inventar historinhas para elas – esta abóbora está apaixonada por essa outra, e aquela ali está com ciúme... Eu estava me divertindo um pouco demais para uma adulta sozinha na própria varanda, mas olhei à minha volta e, como ninguém me encarava, continuei a brincar por mais algum tempo.

O dia estava escurecendo rapidamente – naquela época do ano, o pôr do sol durava apenas alguns minutos, e logo o entardecer viraria noite. Acendi as velas no interior das abóboras e corri para dentro de casa para me arrumar. O patamar da escada estava gelado, e fechei a janela antes de pegar o vestido. Ao me virar para seguir na direção do quarto, parei.

A escada do sótão tinha despencado do teto e estava recostada no piso. Era daquele tipo antigo, retrátil, que abre quando se puxa uma cordinha, mas eu não tinha puxado cordinha alguma. Respirei fundo.

"Muito bem", falei ao sótão, "se tem uma noite do ano em que você está autorizado a se comportar mal, essa noite é a do Halloween". Pelo silêncio que se seguiu, interpretei que ele estava de acordo.

Contornei a escada e entrei no quarto para colocar o vestido. Um calafrio ainda percorria meu corpo, mas lembrei a empolgação das crianças se preparando para rondar a vizinhança e como ela havia me afetado algumas horas antes. Devia ser ainda mais contagiante do que eu havia imaginado.

Vesti a coroa, coloquei o colar chamativo em formato de coração, calcei velhos mocassins de veludo vermelho. Logo depois, escutei o primeiro grito de "doces ou travessuras?" vindo da porta da frente.

– Melhor atendermos – comentei.

– Bum – respondeu o sótão.

Bons sonhos.

SEMENTES DE ABÓBORA CROCANTES

· · · · ·

RENDE 1 XÍCARA

Nunca somos velhos demais para entalhar abóboras ou saborear gostosuras como a desta receita. Ela é perfeita para noites tradicionais de Halloween, quando já comemos doces demais e precisamos de algo salgado para quebrar o açúcar.

1 xícara (chá) de sementes de abóbora cruas, separadas o máximo possível da polpa

1 colher (sopa) de azeite extravirgem ou óleo de coco

sal a gosto

½ colher (chá) de cominho em pó

1 pitada de pimenta-caiena

Pré-aqueça o forno a 160°C. Forre um prato grande com papel-toalha e uma assadeira com papel-manteiga.

Tire o máximo que conseguir da polpa que fica presa às sementes da abóbora e em seguida lave cada uma delas e as deixe secar sobre o papel-toalha. Se necessário, use outra folha para terminar de secá-las.

Numa tigela média, misture as sementes com o azeite, o sal e as especiarias (se as estiver usando).

Transfira as sementes temperadas para a assadeira forrada com papel-manteiga, usando as costas de uma colher para espalhá-las em uma só camada.

Asse por 20 a 30 minutos, até que estejam douradas e crocantes. Sementes maiores levam um pouco mais de tempo que as menores.

Aproveite! As sementes assadas podem ser guardadas por até uma semana em pote hermético à temperatura ambiente.

Ferramentas na bancada

Minha irmã é uma faz-tudo.

Meu pai também era, e na minha infância os dois costumavam passar – com a porta aberta para o ar fresco entrar – tardes chuvosas de primavera ou dias quentes de verão na garagem, construindo e consertando peças.

Meu pai estava sempre sentado diante de um torno mecânico, um pedaço de madeira girando enquanto ele o esculpia com ferramentas afiadas, concentrado. Ele adorava dar pequenos detalhes às obras, que talvez passassem despercebidos pela maioria das pessoas, mas que eram muito apreciados por todas as que paravam para olhá-las com atenção. Quando eu era criança, ele construiu uma pequena escrivaninha para mim, cheia de detalhes incríveis que devem ter levado anos para ficarem prontos: o tampo, ao ser levantado, deslizava para dentro de um compartimento escondido na parte de cima do móvel, e quando estava abaixado podia ser trancado por uma pequenina chave de ferro que se encaixava na minha pulseira; uma gaveta num canto da mesa escondia um pequeno trinco que, ao ser puxado, abria uma gavetinha interna na qual se viam minhas iniciais entalhadas. Era o melhor presente que eu já havia ganhado. Num mundo em que tantas coisas parecem ser feitas apenas para serem descartadas, as criações do meu pai eram verdadeiros tesouros.

Enquanto ele entalhava, polia e envernizava as peças de madeira, minha irmã desmontava objetos para tentar consertá-los. Ia juntando relógios antigos e outros equipamentos defeituosos descartados por vizinhos para depois, na pequena bancada de marcenaria, afrouxar parafusinhos e remover as minúsculas peças das engrenagens, passando o dedo sobre cada uma para descobrir qual parte havia se quebrado ou entortado. Então ela a consertava e montava de novo a peça, que logo estava funcionando com perfeição. Papai ia conferir e dava um sorriso orgulhoso, e em seguida os dois partiam para mais um projeto.

Enquanto isso, eu entrava e saía da garagem, tentando manter as mãos nos bolsos e não tirar a concentração deles. Se eles eram amantes dos detalhes, eu preferia algo mais abrangente e tinha dificuldade de me dedicar por muito tempo a uma mesma atividade. Quando eu perguntava o que estavam fazendo, eles me explicavam com toda a paciência do mundo, mas não se surpreendiam se num instante depois eu estivesse montando na minha bicicleta ou desenhando um sol na serragem espalhada pelo chão.

Muitos anos se passaram desde então, mas eu continuo incapaz de prestar atenção nas coisas por muito tempo, e minha irmã continua sendo uma faz-tudo. Outro dia, liguei para ela após encontrar numa feira de antiguidades uma peça que julguei merecer um espacinho em sua oficina. Era um belo dia de outono, e eu estava admirando as cores das árvores enquanto dirigia quando vi uma placa sinalizando a feira. Num impulso, parei o carro e perambulei pelo labirinto de barracas. Havia cabideiros cheios de jaquetas universitárias, com nomes bordados em dourado e distintivos esfiapados, e caixotes repletos de discos dos anos 1950-1960.

Achei um belo prato de estanho para servir bolo, com um espacinho na base para encaixar a faca. Estava bem conservado e era perfeito para levar um bolo para um piquenique – algo que eu jamais iria fazer, mas como ele era muito encantador e custava apenas alguns dólares, decidi adicioná-lo à coleção de pratos da minha cozinha.

Quando estava perto de ir embora, encontrei uma caixinha de música de madeira com detalhes desgastados de veludo que, ao ser aberta, tentava sem muito sucesso voltar à vida. Uma garotinha em patins de gelo se esforçava para percorrer a pequena pista entalhada na madeira, que passava por um pinheiro branco e por um veado aprumado sobre um montinho de neve. Tentei girar a pequena chave na parte de trás, mas parecia já ter sido forçada. Com medo de piorar a situação, fechei a tampa, paguei alguns dólares ao vendedor e voltei para o carro.

Minha irmã disse para eu ir direto para a sua oficina e prometeu que um café fresquinho estaria me esperando quando eu chegasse. Logo estávamos com xícaras fumegantes nas mãos enquanto olhávamos a caixinha. Ao contrário do meu pai, que não se preocupava muito com as ferramentas, minha irmã cuidava meticulosamente das suas. As paredes da oficina eram cobertas de painéis cheios delas, dispostas em fileiras perfeitas por ordem de tamanho. Era muito prazeroso ver todos aqueles itens em seus devidos lugares – uma chave de fenda grande seguida de uma um pouquinho menor, seguida por outra menor ainda, e assim por diante. Havia potes com peças avulsas e pedaços de madeira, gavetas com folhas de lixa organizadas de acordo com a granulação, bandejas de plástico com todos os tipos e tamanhos imagináveis de parafusos e roscas. Nas prateleiras havia manuais antigos com páginas marcadas por pedaços de barbante; em cestos, revistas que tinham pertencido ao meu pai. A oficina tinha um cheiro gostoso de serragem e, a não ser pelo tique-taque de alguns relógios de parede que minha irmã tinha consertado e pendurado, era bastante silenciosa.

Ela pôs um lápis achatado de marceneiro na orelha e tirou de uma gaveta uma caixa de ferramentas pequeninas. Depois de trazer a luminária para perto, começou a desmontar aos poucos a caixinha de música. Enquanto ela trabalhava, perambulei pela oficina, bebendo goles de café e observando as folhas que caíam na rua. Eu estava folheando uma revista para entusiastas quando um dos relógios badalou a hora, e vi um passarinho sair de uma portinha de madeira para cantar. Ao mesmo tempo, uma minipessoa feita de madeira levou minúsculos binóculos aos olhos pintados para observar o animal. A engenhosidade daquilo me fez sorrir. Minha irmã soltou um suspiro satisfeito, e, quando me virei, percebi que ela girava a chave da caixinha. Eu me aproximei da bancada, e escutamos o som metálico e adorável daquela música que não era ouvida fazia décadas. Enquanto isso, a patinadora girava e deslizava pela pista.

Nem tudo o que para de funcionar precisa ir para o lixo. Com um pouco de paciência e esforço, quase tudo pode ser restaurado e voltar a produzir música.

Bons sonhos.

Com um pouco de paciência e esforço, quase tudo pode ser restaurado e voltar a produzir música.

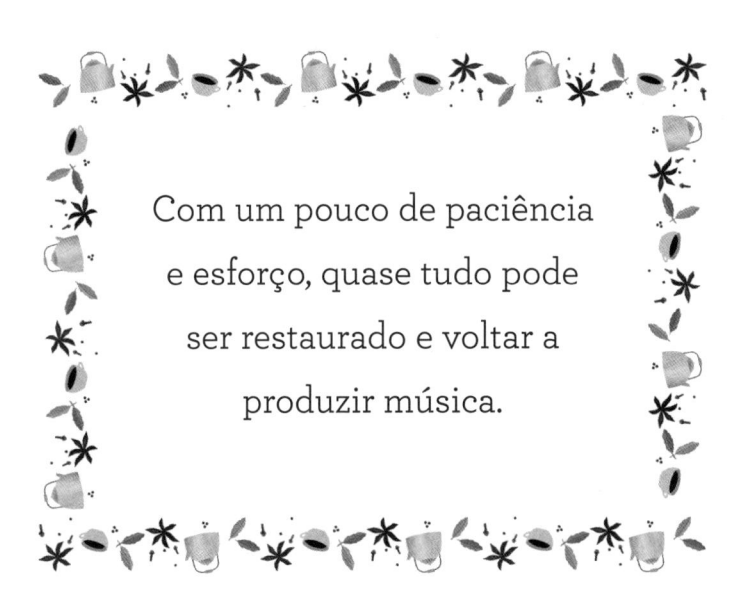

Uma caminhada gelada e um banho quente

As árvores ainda tinham algumas folhas, mas não muitas.

Interrompi a caminhada pela trilha de cascalho para olhar um aglomerado de folhas que continuavam firmes e fortes no galho de um carvalho. Eram de um laranja vibrante e contrastavam com o céu cinzento, e imaginei que teriam feito um acordo para continuar ali por mais alguns dias. Olhei as árvores à minha volta: os troncos estavam cobertos de geada, e o vento cada vez mais forte formava montinhos de folhas marrons ao redor de raízes e tocos. Respirei fundo e dessa vez senti menos o cheiro vigoroso e levemente defumado do outono, e mais o cheiro límpido e gelado do inverno. A neve estava chegando, mas eu sorri para as folhas teimosas – ainda faltava um pouquinho.

Puxei o gorro um pouco para baixo para proteger as orelhas e virei o rosto contra o vento – apesar de gelado, ele não estava cortante, e me deu uma boa acordada. Segui em frente, e logo o caminho fez uma curva para acompanhar um riacho; observei a água correndo pelas pedras revestidas de musgo e formando redemoinhos que giravam devagar. Na primavera, eu tinha visto sapos naquele mesmo lugar, escondendo-se em meio ao capim das margens e nadando com os olhos rentes à superfície da água, piscando preguiçosamente. Um pouco adiante, o riacho ganhava corpo, alargando-se e passando a correr mais rápido. Parei numa ponte antiga e me debrucei sobre o corrimão para observar a água fluindo a toda velocidade abaixo dos meus pés.

O vento agora estava me afugentando e me mandando para casa, e enfiei as mãos nos bolsos do casaco para esquentá-las. Ao deixar o parque, avistei o pátio de uma escola onde algumas crianças riam e gritavam enquanto chutavam uma bola. Elas corriam sob o vento gelado sem parecer se importar, as faces avermelhadas e os casacos amontoados num canto, esquecidos e pedindo para serem perdidos. O vento soprou mais forte e fez um montinho de folhas voar contra uma grade, deixando algumas delas presas na teia de metal. "Estou indo, estou indo!", falei a ele.

Chegando à minha rua, ouvi os latidos de boas-vindas dos cachorros nas casas vizinhas. Vi um deles com o nariz colado à janela, mexendo-se entusiasmado e criando uma mancha embaçada no vidro. Acenei e disse oi, e ele respondeu com um latido. A simples ação de dizer a um amigo que o estamos vendo pode ser muito reconfortante. Chegando à varanda da minha casa, vi um pequeno pacote escorado na porta e sorri ao ler meu nome na etiqueta.

O calor e o cheiro de casa me envolveram enquanto eu tirava o casaco e levava o pequeno tesouro embrulhado em papel para a mesa da cozinha. Dentro dele estavam sabonetes e sais de banho cheirosos, além de uma linda garrafinha de espuma de banho, todos enfeitados com fitinhas e envoltos em papel de seda. Um presente. O fato de eu ter me dado aquele presente não diminuía em nada o seu valor. "E a hora não podia ser melhor", pensei. "Um banho quente vai ser perfeito."

Tenho uma grande banheira vitoriana logo abaixo da janela do banheiro. Enquanto ele ia se enchendo de água quente, abri um pouquinho o vidro para que o ar frio entrasse e se misturasse ao vapor. Pinguei algumas gotas da espuma e ajustei a temperatura da água até que estivesse perfeita. Para mim, banho é algo sério, e por isso não poupo esforços – algumas vezes me sirvo de uma taça de vinho ou um pratinho de maçã cortada; em outras, prendo o cabelo e aplico uma máscara no rosto, fingindo que sei o que fazer com todos aqueles produtos amontoados há anos debaixo da minha pia. Naquele dia, o que eu queria era uma garrafa grande de água com gás, um copo com gelo, música e o livro que eu estava lendo.

Quando meu banho ficou pronto, estendi uma toalha fofinha sobre o radiador ao lado da banheira, para ir esquentando enquanto eu ficava de molho. Em seguida, pus um pé de cada vez na água e me deitei. O choque de entrar na água quente sempre me faz permanecer imóvel por alguns minutos, retirando qualquer fiapo de pensamento da minha cabeça e me deixando apenas com a pura e deliciosa experiência sensorial de flutuar no calor. Minutos se passaram; bebi alguns goles de água e apoiei os pés na borda da banheira, vendo o vapor emanar da minha pele. Li algumas páginas, depois pus o livro de lado e prestei atenção na música. Ao deixar o corpo imergir completamente, eu me lembrei dos sapos piscando no riacho. Lá fora, a ventania continuava forte. Aquelas crianças deviam estar chegando em casa agora, esfomeadas, e sentindo o cheirinho do jantar. Os cachorros dos vizinhos deviam estar estirados no sofá ou a postos na janela, esperando para latir um alô.

Estávamos todos abrigados e preparados para o inverno. A neve não ia tardar – dali a algumas semanas, acordaríamos e veríamos a paisagem recoberta de branco. Eu mal podia esperar por um inverno inteiro de longos banhos quentes, de olhar do meu abrigo aconchegante a neve caindo. Reclinei a cabeça na borda da banheira, fechei os olhos, deixei o calor penetrar no corpo. Era ótimo relaxar.

Bons sonhos.

UM RITUAL PARA A HORA DO BANHO

· · · · ·

Quando minha mãe chegava em casa no fim do dia, ela parava diante de uma pequena cômoda ao lado da porta e tirava com calma o relógio de pulso e cada um de seus anéis, colocando-os num prato de cerâmica que havia sido posto ali para cumprir exatamente essa função. Ela usava as mãos no trabalho o dia todo, e elas deviam estar doloridas. Então, massageava uma por uma as articulações e pressionava com o polegar a palma das mãos, fazendo movimentos para amenizar qualquer dor que ainda restasse. Por último, colocava a aliança de volta no dedo, deixando o restante dos acessórios no prato até o dia seguinte. Fazia todos esses movimentos em silêncio e só depois de terminar soltava um leve suspiro e ia se juntar a nós na sala para ouvir e contar as histórias do dia.

Alguém me disse, anos atrás, que um ritual cumprido involuntariamente não é de grande ajuda, mas que se houver um significado por trás da prática, e se pensarmos nesse significado enquanto a executarmos, ele pode se transformar em uma ótima ferramenta e nos ajudar a superar certas situações, a celebrar outras, a valorizar o que temos e a fazer um sem-número de boas ações. Quando soube disso, pensei na mesma hora em minha mãe e no prato de cerâmica na cômoda ao lado da porta. Ela mesma tinha inventado aquele ritual, um modo de cuidar de si depois de um longo dia de trabalho, assim como de deixar para trás um mundo de engarrafamentos e correria e entrar naquele outro mundinho que era só seu, em sua casa, com a sua família.

Aqui está a sugestão de um ritual simples. Tomar um banho quente de banheira é uma ótima forma de autocuidado. Você vai precisar de:

uma banheira limpa
sal de Epsom ou espuma de banho, caso você goste
uma vela
uma caixa de fósforos ou um isqueiro
uma toalha de banho e uma de rosto, felpudas e
  limpas

Como cada etapa de um bom banho leva tempo, este é um ritual para desacelerar. Às vezes a correria é contagiosa – corremos sem perceber, porque o ritmo do mundo à nossa volta é frenético. Em primeiro lugar, tente se distanciar do dia atarefado e de sua pressa. Desligue e deixe fora do banheiro o celular, o tablet, o smartwatch ou qualquer outro aparelho eletrônico – desligue-os de verdade. Eles não podem entrar no banho com você, nem mesmo seus toques ou vibrações são bem-vindos nesse momento.

Entre no banheiro e feche a porta. Tranque-a, se puder. Ao fazer isso, pare e perceba que você está trancando o mundo do lado de fora. Ninguém mais está com você. É possível que você se dê conta de que estava tensionando os ombros ou a mandíbula. Pode relaxar agora.

Ligue a água da banheira e ajuste a temperatura até que esteja do jeitinho que gosta. Se for usar espuma de banho ou sal de Epsom, essa é a hora de adicioná-los. Preste atenção nas bolhas se formando ou no sal se dissolvendo na água. Talvez a mente, tão acostumada a pensar em várias coisas ao mesmo tempo, queira se desviar para outras atividades. Pode ser um pouco desconfortável a princípio, mas não se distraia. Mantenha a atenção no aqui e agora. O hábito de fazer uma tarefa por vez pode se tornar bastante relaxante com a prática.

Quando a banheira estiver cheia, feche as torneiras.

Acenda a vela. Você pode pensar em um desejo ou simplesmente prestar atenção no processo de riscar o fósforo e acender o pavio.

Tire as roupas.

Deixe a toalha de banho em um lugar ao alcance da mão, e a de rosto ao lado da banheira.

Ao entrar na água, note qual é a sensação que ela provoca na pele. Recline-se para trás e permaneça assim por dez minutos.

Quando você era bebê, alguém cuidava de você. Agora, cuide-se com os mesmos carinho e atenção, primeiro ensaboando o corpo e depois enxaguando sem pressa – você não deixou de merecer aquele mesmo cuidado da infância.

Ao terminar o banho, abra a tampa do ralo e permaneça no banheiro enquanto a água escoa. Embrulhe-se na toalha ou em um roupão e enxágue a banheira, deixando-a prontinha para o próximo ritual. Apague a vela e respire fundo antes de abrir a porta.

Pronto: você praticou o autocuidado. Agora, pode se dedicar a cuidar dos outros.

Sopa para um dia chuvoso

Eu tinha passado o dia todo na rua, andando de loja em loja debaixo de um guarda-chuva.
    Estava aproveitando as horas chuvosas para cuidar de alguns afazeres. Entre um e outro, acabei esbarrando com uma grande amiga, e decidimos entrar num café para beber algo quente. Sentamos em duas poltronas confortáveis ao pé de uma janela e ficamos olhando a chuva cair. Ainda era início de tarde, mas os dias estavam cada vez mais curtos, o céu nublado e escuro, e o movimento na rua não parava de crescer – as pessoas estavam correndo para terminar suas tarefas, e o instinto de se recolher em casa e hibernar era mais forte em cada um de nós. Papeamos enquanto bebíamos chá, que esfriava rapidamente. Percebi que tinha passado o dia inteiro correndo, mas que os prazos que estava tentando cumprir eram apenas imaginários. Eu tinha tempo, e conversar

com a minha amiga enquanto saboreava o delicioso *chai* me fez lembrar disso.

Antes de sair de novo na tarde chuvosa, combinamos de almoçar dali a alguns dias e demos um abraço apertado. Quando amigos mais antigos me abraçam, eles me apertam quase a ponto de quebrar minhas costelas. Não tem aquela história de se aproximar um do outro e dar um tapinha nas costas. O abraço me encheu de energia, como se uma faísca tivesse acendido algo dentro de mim e aquecido meu corpo.

De volta à chuva com um sorriso, finalizei os últimos afazeres, e logo estava abrindo a porta e entrando na sala quentinha de casa. Apoiei as sacolas no chão, pus o guarda-chuva no suporte e tranquei a porta. Enquanto passava o ferrolho, olhei a chuva do lado de fora, a água correndo veloz nas calhas, descendo pelos canos e sendo despejada nas calçadas, de onde escoava para a rua. Eu ia passar a noite em casa e não podia estar mais contente por isso. Sorri ao pensar no apresentador Mr. Rogers enquanto tirava a capa de chuva e vestia, como ele, um velho e confortável cardigã. Troquei os sapatos encharcados por pantufas felpudas.

Levei as compras para a cozinha, e fui colocando cada item sobre a bancada. Senti que estava de novo me deixando levar pelo hábito de fazer as coisas correndo, então parei por um instante e respirei fundo.

"Você está em casa", afirmei em voz alta. "Tem a noite toda pela frente. Relaxe e faça o que estiver com vontade."

Olhei à minha volta. Como gosto que a cozinha esteja novinha em folha antes de começar a cozinhar, lavei o restante de louça que estava na pia, limpei as bancadas e acendi uma vela sobre o peitoril da janela. "Bem melhor assim", pensei. "Será que bebo alguma coisa?" Comecei a encher uma chaleira, mas antes de terminar me lembrei de algo especial que tinha preparado alguns dias antes e que estava numa garrafa na geladeira. Era uma espécie de licor de creme irlandês, cuja receita eu tinha visto recentemente e estava testando pela primeira vez. Além de café expresso, levava uísque, leite de coco, baunilha e xarope de bordo. No dia do preparo, provei um pouquinho dessa mistura e realmente ficou uma delícia. Nesse fim de tarde, peguei um copo de uísque no armário, pus um cubo grande de gelo e derramei a bebida recém-saída da geladeira. Estava cremosa e levemente adocicada; o sabor do uísque se mostrou suave, e eu senti no fundo o gostinho do xarope de bordo. Deixei-a descansar na língua por alguns segundos antes de engolir e me voltar para a bancada cheia de compras.

A noite estava ideal para uma sopa, e coloquei no fogão a maior panela que eu tinha. Depois de picar cebola, alho, cenoura e aipo, joguei tudo na panela junto de fios de azeite. Enquanto os legumes esquentavam e começavam a chiar, abri uma lata de tomates defumados, tirei uma caixinha de caldo de legumes do armário e cortei em tiras algumas folhas de acelga. Quando estou começando a fazer uma sopa, sempre acho que os ingredientes não vão ser suficientes para encher a panela, mas no final acaba quase transbordando. Na noite anterior, ao vasculhar os armários da cozinha, eu tinha encontrado feijões-vermelhos que havia comprado na feira no final do verão. No saquinho de papel, o vendedor havia escrito a lápis: "Feijão-da--espanha, ótimo para sopas." Por isso, eu os tinha deixado de molho na geladeira na noite anterior. Depois de escorrê-los e enxaguá-los, coloquei-os na panela, acrescentando em seguida o caldo e os tomates. Quando tudo ferveu, abaixei o fogo. Enquanto o sabor da sopa ia se encorpando, preparei a massa de um pão de milho, que coloquei para assar no forno numa frigideira de ferro.

Escutei o barulhinho de uma chave na porta e, em seguida, o de um guarda-chuva se juntando ao meu no suporte. "Que cheiro incrível", ouvi em meio a passos pesados e ao farfalhar de uma capa de chuva. Sorrindo, corri até a entrada para ganhar um beijo. Aquele calor dentro de mim mais uma vez se acendeu, e mesmo no frio do vestíbulo, com um nariz gelado tocando meu rosto, eu me senti quente e feliz.

– O jantar já vai ficar pronto. Quer uma bebida? – perguntei.

– Quero, por favor. O que você estiver bebendo.

Voltei para a cozinha, dei uma mexida na panela e, antes de desligar o fogo, acrescentei a acelga. Parti alguns limões-sicilianos para espremer sobre a sopa no último momento. Acredito que qualquer sopa fica mais gostosa se antes de ser servida for temperada com um pouquinho de limão. Dei uma olhada no pão, o que fez uma linda nuvem de vapor adocicado escapar do forno aberto. Mais uns 15 minutos e eu poderia pôr tudo na mesa. Ouvi o som da TV sendo ligada, de um filme antigo começando a passar e, em seguida, do meu amor se estirando no sofá. Servi um drinque, que levei até a sala de estar e deixei na mesinha de centro. Voltei para a cozinha para buscar o meu e, ao retornar à sala, ouvi um ronco baixinho. Eu me sentei então no braço do sofá, bebendo aos poucos o coquetel e pensando na maravilha que era, numa noite escura e chuvosa, descansar em casa em ótima companhia.

Bons sonhos.

LICOR DE CREME IRLANDÊS CASEIRO

. . . . .

RENDE APROXIMADAMENTE
1 LITRO

Este drinque é perfeito para festas de fim de ano. Costumo preparar uma grande quantidade antes do Dia de Ação de Graças para dar de presente aos amigos que me visitarem ao longo das semanas seguintes. É uma ótima pedida para servir em um brunch natalino. Mas, claro, pode ser ótimo para adoçar qualquer outro dia do ano – como você preferir.

1 lata de leite de coco (400ml)
2 colheres (sopa) de xarope de bordo (ou mais, se preferir)
1 colher (sopa) de cacau em pó
1 colher (chá) de extrato natural de baunilha
2 doses de café expresso, ou ¼ de xícara (chá) de um café forte
1 xícara (chá) de uísque irlandês, como Jameson

Coloque em um liquidificador o leite de coco, o xarope de bordo, o cacau, a baunilha e o café. Bata em velocidade alta por pelo menos um minuto, ou até que a mistura esteja homogênea, cremosa e levemente espumosa.

Adicione o uísque e bata mais um pouco, somente para misturar. Prove e ajuste a quantidade de açúcar, adicionando um pouco mais de xarope de bordo se necessário.

Sirva com gelo ou acrescente uma ou duas doses a uma xícara de café quentinho. Mantenha o licor em um recipiente hermético na geladeira por até um mês. Caso o líquido fique em camadas, dê uma boa agitada ou bata mais um pouquinho no liquidificador antes de servir.

Passeio com o cachorro no meio da noite

Ouvi, ao lado da cama, os passinhos silenciosos do cachorro.

Àquela altura, meus ouvidos já estavam programados para escutá-lo – eu sabia quando ele suspirava durante a noite, quando se mexia na cama ou quando acordava e se sentava ao meu lado, quieto e imóvel. Ele já era um garoto velho, com o focinho grisalho e um andar lento e cauteloso. As caminhadas foram ficando mais curtas com o tempo, mas naquele dia, depois de ver um esquilo correndo na calçada, ele recuperou um pouco da energia de cachorro jovem e me puxou para que seguíssemos o bichinho. Por sorte não o alcançamos, mas ele gostou da corrida mesmo assim; ficou latindo enquanto o esquilo subia numa árvore e o provocava, fazendo barulhinhos naquela língua dos animais que sabem que são rápidos demais para serem pegos. Fiz um carinho na cabeça dele, dizendo que ele tinha dado o seu melhor e que já era hora de irmos para o parque.

Fiz carinho nele e me sentei na cama, morrendo de sono, mas nem um pouco chateada. Agora que ele estava mais velho, de vez em quando precisava dar uma volta durante a madrugada. Eu não me incomodava – vestia o roupão, calçava pantufas e descia as escadas. Na maioria das vezes, abria a porta e o deixava sair para o quintal, de onde ele voltava após alguns minutos, mas algo no cheiro daquela noite me fez ir atrás dele. Acho que eram três da madrugada, e o quintal estava imerso na escuridão. Estávamos numa daquelas semanas em que o tempo fica brincando de alternar o outono com o inverno. O ar gelado me fez abrir os olhos, e ao erguer o rosto vi um céu repleto de estrelas, com uma lua crescente que parecia já ter passado da metade. "Convexa", pensei.

Depois que o cachorro voltou a se sentar ao meu lado, ficamos os dois parados, ouvindo os ruídos. Noites de verão são cheias de zumbidos de insetos e coaxos de sapos, além de um chiado permanente sem origem determinada, presente no ar. Talvez seja por causa da fecundidade das plantas verdinhas e luxuriantes, talvez apenas efeito do ânimo injetado por um dia inteiro de sol, mas o fato é que as noites são barulhentas. Contudo, existe um som que só pode ser ouvido de madrugada quando o inverno está próximo: um silêncio espantoso. Não havia carros passando, nem – além de nós – animais circulando, e o único ruído que se escutava era o de uma aragem que agitava de leve os galhos desfolhados bem acima de nós. A terra estava dormindo, as criaturas encolhidas nas tocas, aguardando a nova estação. Os bulbos das plantas estavam enterrados bem fundo no solo, apenas sonhando com os tons de amarelo, roxo e rosa-choque que ostentariam na primavera.

Permanecemos imóveis por mais um tempo. Em breve, eu estaria de volta à minha cama quentinha e, por isso, permiti que o ar frio gelasse meus dedos e corresse pela nuca. Respirei fundo algumas vezes e senti, sob o aroma intenso das folhas secas, algo de puro e transparente no ar – talvez fosse a neve. Aquele céu aberto poderia, no dia seguinte, estar coberto de nuvens, e se acordássemos no meio da noite – o que era provável que acontecesse –, poderíamos testemunhar os primeiros flocos de neve da estação.

Eu me abaixei e dei um beijo demorado no topo da cabeça do meu velho garoto, e entramos em casa. Ele parou para beber água, aproveitei para fazer o mesmo. Em seguida, subimos devagar a escada e voltamos para a cama. Ele se virou algumas vezes sobre a almofadona fofa antes de sossegar; cobri-o com uma manta especial, cujas bordas prendi cuidadosamente debaixo de seu corpo. Em poucos segundos ele estaria dormindo. Todo mundo devia ter o mesmo poder dos cachorros: eles conseguem estar acordados num instante e mergulhados num sono profundo no outro, além de fazer o processo inverso com a mesma facilidade.

Tirei o roupão e as pantufas, puxei a colcha pesada para abrir um espaço na cama. Depois de me acomodar debaixo do lençol, me cobri com a colcha. Meu corpo foi se livrando do frio gradualmente, até estar todo quentinho – inclusive na ponta dos dedos dos pés. Pensei na mudança das estações, no vento silencioso lá fora e em como eu estava feliz por meu cachorro ter me levado para conferir esse novo cenário. Esse é um dos presentes que recebemos dos nossos amigos: eles nos levam a lugares a que não iríamos por conta própria e nos mostram coisas que sem eles não veríamos.

Inspirei profundamente e me virei de lado, puxando a colcha até o pescoço. Senti o corpo cair no sono aos pouquinhos. Enquanto adormecia, tentei trazer um pouco daquele dia para os meus sonhos: o esquilo balançando o rabo no alto da árvore, meu cachorro me puxando ao resolver correr atrás dele, a lua crescente, a possibilidade de neve.

Sim, eu provavelmente teria que me levantar no meio da noite seguinte – e de muitas outras também –, mas isso me deixava feliz.

Bons sonhos.

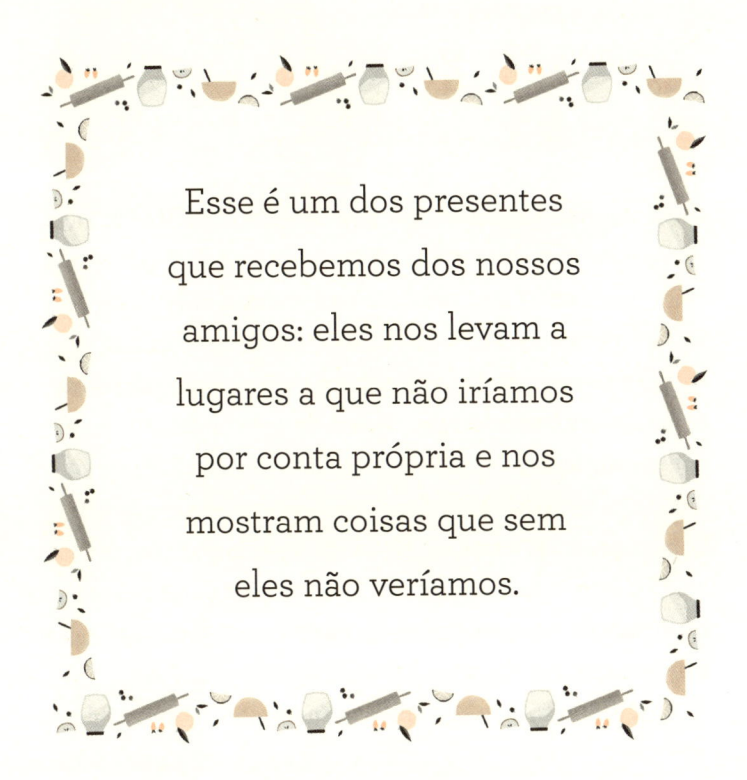

> Esse é um dos presentes que recebemos dos nossos amigos: eles nos levam a lugares a que não iríamos por conta própria e nos mostram coisas que sem eles não veríamos.

Depois do Dia de Ação de Graças

Já é hábito: depois do Dia de Ação de Graças, pessoas correm para as lojas às quatro da madrugada para fazer compras até quase desmaiarem de cansaço. Eu nunca senti a menor vontade de me juntar a elas.

Para mim, esse dia é ideal para ficar na cama até tarde, bebendo lentamente uma xícara de café enquanto penso em que tipo de torta comer no café da manhã. Era isso o que eu sempre fazia. Em meio aos travesseiros e ao edredom fofinho, já estava na minha segunda xícara; a casa ainda dormia profundamente. Eu estava lendo um livro e, ao mesmo tempo, relembrando a noite anterior, que volta e meia me fazia sorrir.

O jantar de Ação de Graças reúne familiares e amigos que são tão queridos e antigos que é como se pertencessem à família. Começa bem cedo – o dia ainda está claro quando os carros começam a estacionar perto de casa e a campainha, a tocar. Travessas acomodadas em bolsas térmicas são então passadas de mão em mão, copos e taças são servidos, e pequenos grupos se formam ao redor de pratinhos de nozes, azeitonas e picles. Todo mundo ajuda, seja mexendo ou provando as comidas, seja colocando a mesa, e em seguida nos sentamos e brindamos o ano que passou, cada um de nós e tudo que temos. A partir daí é hora de comer, de passar os pratos uns para os outros, de encher de novo os copos e de dizer que não aguentamos nem mais uma garfada – e, é claro, de comer mais um pouquinho. Há sempre um momento de calmaria assim que a refeição acaba: as crianças vão jogar futebol no quintal para gastar toda a energia, adultos se espreguiçam ou tiram um cochilo, outros papeiam enquanto guardam as sobras, tiram a mesa e preparam um café para acompanhar as tortas.

O pensamento me trouxe de volta à questão mais importante daquela manhã: qual torta comer junto com o café. Desci para a cozinha, que ainda bem que tinha sido arrumada pelo mutirão na noite anterior, e estudei as opções: abóbora, maçã e noz-pecã. Que escolha difícil! Eu costumava pegar um pedacinho de cada uma nessas situações, mas sabia que, naquele dia, a resposta seria abóbora.

Cortei uma fatia generosa da torta e me servi de mais uma xícara de café. Tinha resolvido testar algo novo naquele ano, batendo uma lata de leite de coco gelado até engrossar e virar uma cobertura cremosa. Pus um pouco dela sobre a torta, outro pouco no café. Enquanto comia e bebericava, andei de meia pela cozinha, parando à janela para olhar o dia lá fora. Nada de neve, mas as folhas estavam cobertas por uma grossa camada de gelo, e o ar parecia bastante frio apesar do sol. Vi um passarinho – um cardeal-do-norte com rosto preto e bico vermelho – pousado no alimentador de pássaros; ao lado dele, num galho, estava um chapim cinza-claro, com manchas alaranjadas debaixo das asas e na barriga. Os dois se fartaram em nosso alimentador e bicaram algumas sobras de frutinhas silvestres em torno das árvores e dos arbustos.

Eles me fizeram lembrar da tigela de *cranberries* lavadas e prontinhas para comer que estava na geladeira e que eu havia esquecido de usar no dia anterior. Estalei a língua – ninguém nunca come essas frutas mesmo. Pensei então em usá-las, junto de pipocas, para fazer um cordão para pendurar na árvore de Natal. Ficaria perfeito!

Ao meu traje de pijama e meias, acrescentei um velho cardigã verde, abotoando-o enquanto ia até o closet para procurar linhas e agulhas. Elas não eram minhas – eu havia herdado uma caixa de costura de uma tia que adorava costurar. Quando seus olhos começaram a falhar, ela resolveu me dar todos os apetrechos que tinha de seu passatempo, na esperança de que eu o levasse adiante. Embora não tivesse feito isso, eu adorava aquela caixa; coloquei-a na mesa e explorei alguns dos itens ali. Havia uma bela tesoura de prata (lembro-me de me dizerem, quando eu era criança, que ela só podia ser usada para costurar); uma almofada de alfinetes em forma de tomate, mas com um moranguinho pendurado, ainda cheia de agulhas e alfinetes da minha tia; e um vidro de geleia repleto de botões. Virei alguns na mão para examiná-los, tentando imaginar de que vestido, paletó ou sapato chique de salto alto teriam saído. Escolhi uma linha grossa, peguei a almofadinha com as agulhas e guardei o restante.

Tirei as *cranberries* da geladeira e a panela de pipoca de um armário da cozinha. Nela, derramei um pouco de óleo e joguei três grãos de milho antes de ligar o fogo.

(Preste atenção, vou contar um segredo para preparar pipoca: espere esses três grãos estourarem e, aí sim, acrescente os outros. Desse jeito, todos os grãos que você jogar na panela vão estourar, mas nenhum deles vai ficar queimado – não sei por que isso dá certo, mas dá.)

Pensei que o cheiro da pipoca misturado ao do café quentinho ia me trazer companhia, o que seria muito bem-vindo naquela manhã. Passei a pipoca pronta para uma tigela imensa e temperei com uma pitada de sal. Em seguida me acomodei no sofá, levando um bom pedaço de linha preta, uma agulha, a tigela de pipoca e as *cranberries*, além de um prato fundo para ir apoiando as partes já enfiadas do enfeite. Eu comia uma conta, enfiava outra, e assim continuei trabalhando por algum tempo, até que ouvi o som de pantufas pisando os degraus da escada e, logo depois, o de café sendo servido na cozinha.

Olhos sonolentos me olharam por cima da xícara:

– Cadê a música de Natal? Precisamos acender a lareira!

Sorri, feliz em pensar que ainda teríamos o dia inteiro pela frente.

– Sim, por favor – respondi.

Bons sonhos.

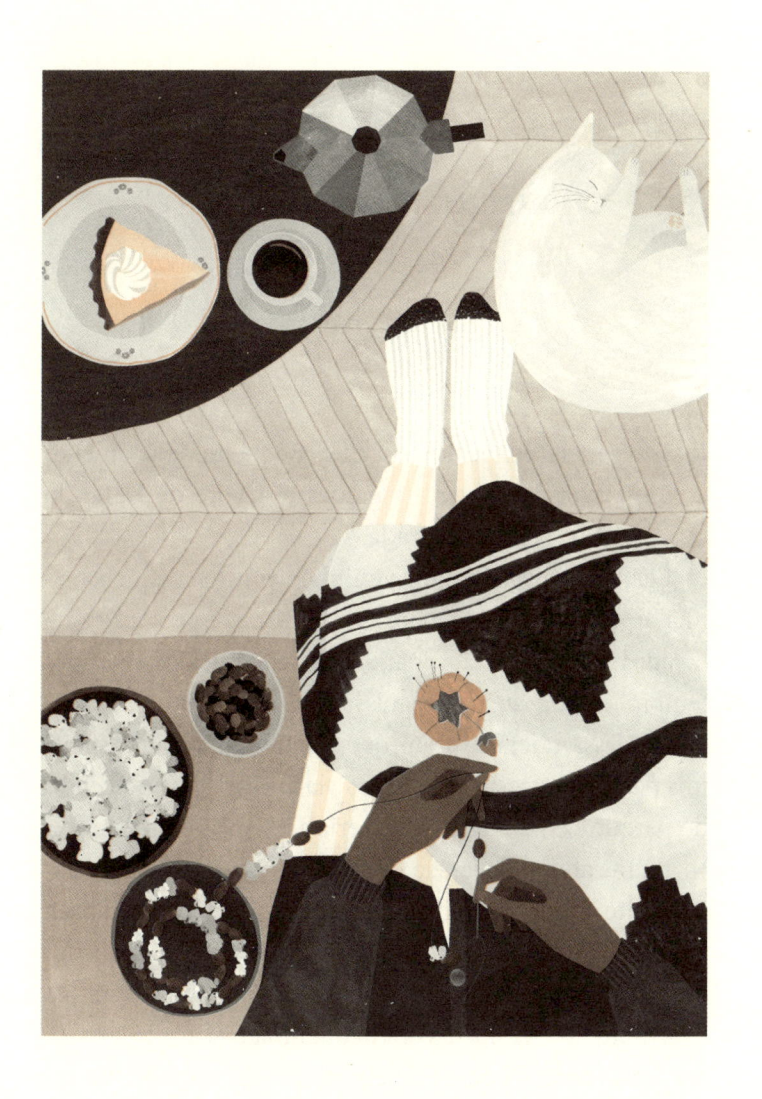

O burburinho da cidade

Da janela congelada do meu pequeno apartamento eu conseguia ver a gigantesca árvore de Natal do parque sendo decorada.

Ela havia chegado num caminhão enorme naquela manhã, e desde então pequenas multidões de pessoas encasacadas estavam se agrupando ao redor dela. Levou um tempinho para que conseguissem montá-la – os encarregados dessa tarefa tiveram que gritar e sinalizar bastante uns para os outros –, mas agora ela estava de pé no centro do parque e em poucas horas seria acesa pela primeira vez.

Eu me afastei da janela e examinei meu cantinho aconchegante, cuja decoração eu havia acabado de finalizar. Cordões de luzinhas coloridas emolduravam as janelas e enfeitavam os tijolos e as vigas de madeira do antigo apartamento. Minha árvore pequenina piscava alegre sobre uma mesa ao pé da janela, decorada apenas com luzes e alguns enfeites de papel que eu havia feito. Eu sabia que mãe e filha que moravam num apartamento do outro lado da rua podiam enxergá-la, e isso me deixava feliz. Da minha janela eu via o menorá na casa delas, aonde eu tinha ido como convidada alguns dias antes, para acender a primeira vela das nove. Naquela noite, jogamos, saboreamos uma deliciosa refeição e ainda combinamos de patinar no gelo dali a algumas semanas.

Bebi o último gole do café com canela e deixei a xícara na pia. Ia encontrar alguns amigos no parque para assistir à árvore sendo acesa, mas antes precisava fazer compras. Depois de muito esforço até achar as luvas, calcei um par de botas, enrolei um cachecol no pescoço e me embrulhei num casaco. Então deixei meu apartamento, que ficava no terceiro andar de um prédio antigo de tijolinhos bem no centro da cidade, e desci as escadas. O ar da tarde estava frio, e enchi meus pulmões com ele, sentindo, além do aroma de pinheiro da árvore que seria acesa à noite, um cheirinho límpido e gelado de neve.

No térreo do prédio havia uma ótima livraria, que eu visitava pelo menos uma vez por semana. Ela ia ficar aberta até tarde naquele dia, e vi algumas pessoas lendo ou olhando livros lá dentro. Logo na entrada da loja havia um cantinho de leitura, com um banco espaçoso protegido por um telhadinho de ripas de nogueira e onde um adolescente lia concentrado sobre uma nave espacial numa missão a Marte. Vi a dona da livraria atrás do balcão e acenei para ela antes de começar a caminhada.

As ruas estavam agitadas, cheias de pessoas fazendo compras, olhando vitrines e esbarrando em conhecidos nas esquinas. Numa rua próxima ficava uma das minhas lojas preferidas, que vendia lindos artigos de papelaria, cartões engraçados e uma estranha combinação de discos, vasinhos de plantas, cachecóis de tricô e sabonetes cheirosos. A impressão que eu tinha era de que o dono comprava muitas peças de que gostava e, sem qualquer tipo de planejamento, colocava-as à venda – às vezes o melhor plano é não ter plano nenhum. Eu estava em busca de um cartão para uma amiga que morava do outro lado do mundo; eu não tinha o costume de mandar cartões de Natal, mas queria enviar um para ela. Gostava de imaginá-la abrindo a caixa de correio e, ao ver a minha letra no envelope, sentir como se estivesse em casa. Dei uma olhada nos cartões e encontrei um com uma ilustração vintage que me fazia lembrar a minha pequena árvore na janela. Depois de comprá-lo e colocá-lo na bolsa, voltei para a rua. Parei em outras lojas antes de encontrar meus amigos – comprei um par de brincos para a minha irmã, um livro sobre identificação de pássaros nativos para um amigo e um quebra-cabeça para a filhinha da minha vizinha. Eu já podia escutar a música vindo do parque. Estava escurecendo, e rumei para o centro enquanto ia abrindo caminho pela multidão.

Meus amigos estavam agrupados em frente a uma cafeteria, e fui me juntar a eles. Aquele era um hábito que mantínhamos ano após ano – algumas vezes jantávamos num restaurante, outras passávamos a noite toda num pub, mas o que não podia faltar era o momento de ver a árvore ser acesa e compartilhar um pouco da alegria natalina. Como éramos um grupo grande, ocupamos vários bancos num canto do parque, ao redor de um aquecedor. Alguém precavido havia trazido uma garrafa térmica com chocolate quente, além de copinhos de papel. Todos nós nos servimos, e alguns correram até as barraquinhas de comida na calçada para comprar pipoca e nozes caramelizadas quentinhas servidas em cones de papel.

O parque estava ficando cada vez mais cheio de gente: grupos de amigos, comerciantes da vizinhança, pessoas com as quais eu cruzava na rua todos os dias, crianças sentadas nos ombros dos pais para enxergar a árvore. A hora estava quase chegando. A banda começou a tocar mais alto, e os olhares se voltaram para o centro do parque. A voz de alguém com um microfone velho soou em caixas de som cheias de ruído falando o que todos já sabíamos. O período de festas havia chegado. Nas noites escuras também existe luz, e reunir-se para compartilhá-la era uma ótima ideia.

Os tambores rufavam, as crianças aplaudiam e batiam os pés, e a expectativa tomou conta da multidão. Houve um momento de silêncio em toda a cidade, para logo em seguida as luzes se acenderem. Lá estava a árvore que mais parecia uma torre, gloriosamente iluminada no meio do parque. Todos aplaudimos e assobiamos, orgulhosos.

Não demorou muito para que déssemos a noite por encerrada. Apertamos as mãos, demos abraços e encostamos nossos rostos gelados uns nos outros, desejando boa-noite e boas-festas a todos. Voltei para casa sem pressa, olhando as vitrines e sentindo o cheiro agradável das barraquinhas de comida no ar gelado da noite. As ruas estavam bastante enfeitadas com luzinhas.

Eu gostava da vida que levava. Gostava de participar do burburinho da cidade, de celebrar uma bela noite de dezembro com os amigos, gostava também da tranquilidade do meu pequeno apartamento. Da quietude, da decoração simples que eu havia produzido, do chiado baixinho do vapor passando pelos velhos radiadores. A livraria já estava fechada, as ruas começando a esvaziar, e, quando fui entrar no prédio, percebi alguns flocos de neve caindo do céu. Sorri ao vê-los passar na frente das luzes dos postes, até apanhei alguns com as luvas.

Mal podia esperar para observá-los da minha janela predileta, no conforto da poltrona e debaixo de uma coberta. Abri a porta e me recolhi em casa, naquele meu cantinho em que adorava estar.

Bons sonhos.

> O período de festas havia chegado. Nas noites escuras também existe luz, e reunir-se para compartilhá-la era uma ótima ideia.

ENFEITES ARTESANAIS DE PAPEL

. . . .

Há anos faço enfeites simples de papel para a decoração de Natal. Às vezes uso cartolina colorida para criar enfeites bem grandes, outras vezes uso papel de origami, de cores variadas. Rápidos e fáceis, são perfeitos para fazer junto com as crianças, e podem ser usados tanto para decorar a árvore de Natal e as janelas de casa como as plantas em cima de uma lareira.

12 folhas de papel de origami
   (15x15cm), de cores variadas
lápis
tesoura afiada
linha de costura ou fio dental,
   para pendurar
cola
purpurina

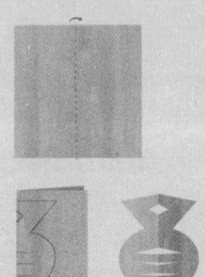

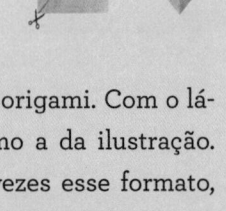

Dobre ao meio uma folha de origami. Com o lápis, desenhe uma figura como a da ilustração. Depois de repetir algumas vezes esse formato, você pode alterá-lo, fazendo a parte de baixo um pouco mais arredondada, mais fina ou mais retangular. Sinta-se livre – não tem como errar.

Recorte a figura. Para que as linhas feitas a lápis não fiquem visíveis no enfeite, posicione a tesoura no lado de dentro do contorno ou, se preferir, use uma borracha para apagá-lo depois. Em seguida, corte as três linhas no centro da figura.

Note que elas não chegam às extremidades do papel – se for longe demais com a tesoura, você pode acabar despedaçando um enfeite. Faça cortes de cerca de 2 ou 3 centímetros. Recorte também, caso pretenda pendurar o enfeite, o pequeno detalhe em forma de diamante na parte de cima da figura.

Abra o papel. Os cortes do meio são importantes para dar volume ao enfeite. Empurre a tira de papel que está abaixo do primeiro corte para trás e reforce a dobra para que permaneça assim. Repita o processo com a segunda tira, mas no sentido oposto – ela deve ficar voltada para a frente do enfeite. Por fim, dobre a última tira – a mais grossa, na base do enfeite – para trás, assim como a primeira.

Você pode cortar um pedaço de linha ou fio dental, passá-lo pelo buraquinho de cima e pendurar o enfeite, ou acomodá-lo em qualquer superfície que queira enfeitar. Se preferir, pode fazê-lo brilhar colando um pouco de purpurina nas bordas do papel.

Na hora de comprar a árvore

Havia um pequeno bistrô numa esquina a alguns quarteirões de casa.

Era um lugar comprido e estreito, com luz baixa e mesas espaçosas perto de uma das paredes, além de um bar que se alongava por outra. Luzinhas enfeitavam as amplas janelas que davam para a rua, e cada mesa tinha uma ou duas velas acesas em potinhos de vidro. Tínhamos saído de casa para comprar a árvore de Natal, mas antes precisávamos comer e beber algo. Demos sorte e conseguimos nos sentar na última mesa vaga do salão, num cantinho aconchegante de onde podíamos ver as pessoas caminhando na calçada e os carros – alguns deles com uma árvore amarrada ao teto – passando na rua.

Já fazia uma semana desde a noite de Ação de Graças, mas queríamos evitar outro banquete semelhante àquele. Então, pedimos apenas alguns aperitivos e duas taças de champanhe. O garçom trouxe uma bandeja de petiscos variados. Havia nozes tostadas ainda quentinhas, temperadas com alecrim e raspas de laranja; uma cesta de pães com miolo macio e casca crocante; um potinho fundo de azeite salpicado de vinagre balsâmico e ervas frescas; um pratinho de cogumelos e corações de alcachofra grelhados; algumas azeitonas verdes graúdas. Depois que o champanhe e um pratinho de framboesas foram servidos, agradecemos e brindamos a nós e ao dia alegre que tínhamos pela frente. Bebi um gole e senti a efervescência deliciosa na minha língua enquanto observava a neve fraca que começava a cair na rua. "Bolhas combinam com flocos de neve", pensei.

Comemos sem pressa, saboreando tudo enquanto conversávamos sobre o que queríamos fazer naquela estação: patinar no gelo, convidar amigos para uma ceia em nossa casa, ver um filme antigo de Natal que estava em cartaz no cinema. Passamos um tempinho em silêncio também, apreciando a neve e os sabores. É um privilégio ter alguém com quem se possa estar em silêncio e desfrutar de um momento simples e prazeroso. Eu nunca deixava de dar valor àquilo. Agradeci silenciosamente e senti no corpo inteiro a onda de bem-estar com que a sorte me presenteou.

Depois de pagar a conta e vestir luvas, cachecóis e gorros, saímos na neve e paramos por um segundo para deixá-la cair no rosto enquanto sentíamos o cheiro frio e agradável do inverno. Em seguida, entramos no carro e partimos para a fazenda dos pinheiros.

Quando eu era criança, meus pais nos levavam todos os anos para cortar a nossa própria árvore. Depois de fazer uma excursão pela fazenda, percorríamos a pé as plantações cobertas de neve enquanto debatíamos qual pinheiro seria perfeito para a nossa casa. Agora que sou adulta, admiro a dedicação atribuída a essa escolha nada fácil, e as lembranças daqueles dias, ainda revestidas da empolgação infantil da época, me fazem sorrir.

Alguns anos antes, havíamos descoberto um lugar que, além de uma boa oferta de pinheiros, tinha uma ótima loja montada numa antiga casa de fazenda, onde eram vendidos enfeites de vidro para pendurar na árvore e *hot cider*, uma bebida quente preparada com suco de maçã. A lareira da loja exibia sempre um fogo enorme e crepitante, que me deixava feliz de termos aberto mão de cortar a nossa própria árvore.

No estacionamento forrado de neve, paramos o carro ao lado de alguns pinheiros prontos para serem transportados a um novo lar. Algumas coisas nunca perdem a graça, e escolher a árvore de Natal é uma delas. "Vamos lá, amor", falei, esfregando as luvas. "Vamos encontrar a nossa árvore."

Caminhando na neve recém-caída, começamos a estudar as opções. Gostamos de árvores que se parecem com a do Charlie Brown – altas e um pouco desajeitadas, com espaços vazios em que podemos colocar os enfeites preferidos –, mas é difícil encontrá-las. Vimos um homem embrulhado em roupas quentes de trabalho, os olhos brilhando no frio, e o reconhecemos: era o vendedor que havia nos ajudado no ano anterior. Ele acenou e disse que tinha a árvore perfeita para nós. Ao ver um pinheiro alto e desengonçado na plantação, havia se lembrado da gente e decidido cortá-lo, na esperança de que voltássemos naquele ano. E lá estávamos nós. Eu agradeci pela gentileza e, enquanto ele se encarregava de alçar a árvore e prendê-la com cordas resistentes ao teto do carro, entrei na loja para comprar uma xícara de algo quente para beber.

Mais que a bebida quente, o que eu queria ali na loja enquanto andava despretensiosamente de um lado para outro era fazer cafuné na gatinha que vivia ali. O ar estava quentinho e delicioso, e me fez perceber como meu corpo estava gelado; fiquei em pé diante do fogo por alguns instantes, estendendo as mãos para aquecê-las no calor das chamas. A pequena casa estava decorada com luzinhas natalinas e cheirava a ramos de pinheiro que tinham sido espalhados pelos espaços vagos das prateleiras. Pedi um chocolate quente e uma *hot cider*, e perguntei, apontando na direção do homem que lutava para conseguir pôr a árvore sobre o carro lá fora, o que ele gostava de beber.

– Acho que ele iria adorar um café – respondeu a atendente.

– Então gostaria de um café também, por favor.

– Está bem. Sei que ele gosta do café sem leite e com dois cubinhos de açúcar – completou, com uma piscadela.

Ela guardou o dinheiro e estava se virando para cuidar do meu pedido quando ouvi um miado baixinho vindo dos meus pés, e, ao olhar para baixo, vi a gatinha malhada andando ao meu redor. Eu me abaixei, fiz carinho em sua cabeça, conversei um pouco com ela. Seu corpo era gordinho, sua barriga, grande e simpática. Depois de se cansar de mim, ela saiu para procurar outra pessoa com quem conversar. Levei as bebidas para o lado de fora e estendi-as agradecendo, desejando boas-festas e dizendo que nos veríamos dali a um ano. Entramos no carro e partimos para casa.

Bons sonhos.

Presos em casa

No dia anterior, haviam dito que ia nevar durante a noite e ao longo de todo o dia seguinte.

A neve iria se acumular nas ruas e nas nossas portas, nos campos e nas estradas, e era melhor que permanecêssemos em casa. No vilarejo inteiro e em cada canto do condado, todos estavam de acordo com essa precaução. Naquele dia, estávamos presos em casa por causa da neve.

No silêncio absoluto daquele início de manhã, ainda na cama, pensei na neve como uma coberta grossa que revestia o chão, o telhado da minha casa, os galhos nus das árvores e qualquer outra superfície que encontrasse. Não me movi, apenas senti os braços e as pernas quentes e relaxados debaixo do edredom enquanto refletia sobre a maravilha que é saber que haverá um dia de neve pela frente – e como é bom saber disso na noite anterior. Eu havia dormido profundamente e acordado sem qualquer lembrança de algum sonho, mas percebia que estava com a energia renovada para começar o dia. Calcei as pantufas que estavam esperando por mim ao lado da cama e vesti um suéter grosso e longo antes de me aproximar da janela. Abri as cortinas devagar, sentindo um friozinho na barriga ao ver a paisagem coberta de branco.

Já vi neve milhares de vezes – cresci com ela. Desde que eu era pequena, levantar da cama e colar o rosto à janela gelada, na manhã seguinte a uma nevasca, se repete todos os anos. Ainda assim, o encantamento que essa paisagem provoca em mim é sempre o mesmo. A luz suave da manhã projetava sombras compridas nos pequenos montes de neve e fazia reluzir os delicados flocos que continuavam a cair; ao redor da minha casa, a superfície branquinha, ao mesmo tempo lisa e ondulada, estendia-se a perder de vista. Continuei ali por um tempo, encolhendo-me e esfregando os braços para me proteger do frio que vinha da janela, e também apreciando a neve que caía e tendo consciência do presente que era passar um dia todo em casa por decisão da mãe natureza.

Na minha infância, os dias de neve eram de pura diversão, de brincar de trenó por horas e horas, dar um pulo na cozinha para uma caneca de chocolate quente e, em seguida, correr de novo para a neve. Agora que sou adulta, são dias de alívio. Eles nos forçam a relaxar, presenteando-nos com horas tranquilas em que ninguém pode esperar nada de nós. E, num mundo agitado em que as coisas às vezes andam rápido demais, esse descanso é um remédio precioso.

Eu tinha abastecido a cozinha no dia anterior, que estava cheia de mantimentos imprescindíveis para um dia de neve: um quilo de grãos de café fresquinhos; um pão grande para fazer sanduíches e torradas; uma sacola de padaria repleta de muffins e *scones*; e um saco de laranjas e toranjas. Na geladeira havia uma jarra de suco e diversas verduras, e na despensa, arrumadinhos em fileiras organizadas, potes de picles, pacotes de massa e biscoito, sacos de arroz e conservas caseiras de tomate e feijão. Olhei pela janela da cozinha e disse à neve: "Pode continuar caindo, tenho o bastante para algumas semanas."

Enquanto preparava um pouco de café, tirei um pedacinho de muffin e comi. Mas, pensei, se é para começar algo é melhor fazer direito, e peguei no armário a máquina de waffle. Afinal, ter tempo de sobra para aproveitar tudo aquilo que temos vontade de fazer, mas que normalmente deixamos pra lá, é parte da graça de um dia de neve. Servi uma xícara de café, apanhei alguns ingredientes nas prateleiras e, enquanto a máquina esquentava, comecei a misturá-los. Arrumei a mesa da cozinha para uma pessoa, pondo sobre ela um garfo, um guardanapo e o meu prato lascado predileto.

Lembrei-me de algo que minha tia costumava fazer quando éramos pequenos. No armário havia um prato especial, que tinha desenhos dourados e não combinava com nenhum outro. Se um de nós fosse bem numa prova, ou fizesse aniversário, ou mesmo estivesse num dia ruim, precisando de um consolo, ela colocava o prato na mesa para essa pessoa. Quando nos sentávamos para jantar, ela nos fazia um carinho nas costas, e ficávamos bem na mesma hora. O jantar era muito mais gostoso daquele jeito.

A lembrança me deu um grande bem-estar enquanto eu despejava um pouco de massa na máquina de waffle. O barulhinho que ela fez ao encostar no ferro quente e o cheiro que instantaneamente se espalhou pela cozinha me fizeram sorrir. Com waffles e panquecas, a regra dos três nunca falha – o primeiro gruda, o segundo queima, o terceiro fica perfeito. Quando consegui um prato cheio deles, levei-os para a mesa junto do café fresquinho e de um pote de xarope de bordo levemente aquecido, e assisti à neve cair enquanto comia. Em seguida, descasquei e comi sem pressa uma laranja, alternando os gomos com goles de café. Guardei os pedaços da casca para preparar uma infusão aromatizadora mais tarde, junto com paus de canela, cravos e um pouco de baunilha. Eu podia deixá-la no fogo o dia inteiro para que enchesse a casa daqueles aromas deliciosos, além de umedecer o ar seco com seu vapor. Lavei o prato, ajeitei a cozinha e andei pela casa, olhando de cada uma das janelas o dia lá fora.

Na noite anterior, eu havia trazido lenha para dentro de casa, e a lareira estava pronta para ser acesa. Risquei um fósforo grande e encostei-o num pedaço de papel amassado junto a alguns gravetos. Enquanto o fogo se espalhava, fui colocando os pedaços maiores de madeira e permaneci ali, de cócoras, até estar com as mãos e o rosto bem aquecidos. Estava ventando agora, e eu podia ver pequenas espirais de neve que surgiam diante da janela e logo se desmanchavam. Talvez mais tarde eu me agasalhasse e saísse para uma longa caminhada pelos campos e pelo bosque, preparando na chegada, como recompensa, uma xícara de bebida bem quente. Agora, porém, não pretendia deixar meu cantinho aconchegante. Podia espalhar um quebra-cabeça na mesa e deixar um filme passando enquanto tentava montá-lo, passar algumas horas lendo, talvez ficar de molho na banheira quente até os dedos ficarem como uvas-passas. Mas antes, bem alimentada e com o corpo aquecido, me estiquei no sofá. Depois de cobrir as pernas com uma manta, cheguei à conclusão de que a melhor ideia naquele momento era fechar os olhos, escutar os estalos da madeira e tirar uma longa soneca invernal.

Bons sonhos.

INFUSÃO AROMATIZADORA PARA CADA ESTAÇÃO

. . . . .

Ela é perfeita para umedecer e perfumar o ar da casa. Gosto de usá-la especialmente no inverno, quando o ar está seco, mas a infusão vai bem em qualquer época do ano. Meus amigos sempre se impressionam com o cheiro delicioso quando vêm me visitar, e agora uma dessas poções está sendo preparada no fogo. Para aqueles que acham velas ou outros tipos de aromatizadores de ambiente um pouco agressivos para os pulmões, as infusões podem ser excelentes alternativas.

Encha uma panela grande com água e leve ao fogo alto. Quando ferver, abaixe. Embora não se deva deixar nada no fogo sem cuidar de vez em quando, essa quantidade de água pode ficar fervendo por algumas horas sem que a panela seque. Dê uma olhada de tempos em tempos, e se a água chegar a menos de dez centímetros do fundo, encha de novo até o topo. De acordo com a estação em que você se encontra, acrescente os seguintes ingredientes à água enquanto ela ferve:

PRIMAVERA

um punhado de flores secas de lavanda
alguns ramos de alecrim
2 colheres (chá) de extrato de limão-siciliano, ou casca de dois limões, em tiras
alguns anis-estrelados

VERÃO

casca de duas laranjas, em tiras
1 colher (chá) de extrato natural de baunilha
1 colher (sopa) de cardamomo

OUTONO

2 paus de canela
2 pinhas
1 maçã, em fatias
1 colher (chá) de uma mistura de canela, noz-moscada, cravo, pimenta-da-jamaica e gengibre

INVERNO

1 laranja, em fatias
3 ou 4 ramos pequenos de pinheiro
12 cravos-da-índia

Uma noite no teatro

Tínhamos visto o anúncio antes do Dia de Ação de Graças.
Tratava-se de uma peça no grande teatro do centro da cidade, um espetáculo descontraído, talvez um pouco fútil, com dança, números musicais e orquestra, e que ia ficar em cartaz o mês de dezembro todo. O anúncio no jornal nos chamou a atenção em momentos diferentes, e quando, no jantar, sugerimos ao mesmo tempo que fôssemos assistir à peça, demos uma gargalhada. Não temos o costume de ir a grandes musicais, já que preferimos montagens mais intimistas em teatros menores, mas estávamos – acho que por ser fim de ano – com vontade de ver algo que nos fizesse rir e bater os pés junto com a música. No meu caso, o final do ano me faz sentir como se fosse criança de novo – na infância, minha família sempre ia a um grande espetáculo na semana anterior ao Natal.

Caprichávamos nas roupas: bons casacos e sapatos engraxados e uma bolsinha onde eu punha objetos preciosos. As crianças sabem transformar pequenas situações cotidianas em tesouros. Se alguém abrisse aquela bolsa, encontraria alguma bugiganga que eu tivesse ganhado na escola – talvez um apito ou um vidro do mar –, um bloco de anotações, um pequeno lápis e um vidro minúsculo de perfume furtado do armário da minha mãe, além de um chaveiro com chaves velhas que eu gostava de fingir que eram minhas. Éramos levados para jantar num restaurante, onde nos instruíam a todo instante para não sujarmos as roupas antes da hora do espetáculo. Ao chegarmos ao teatro, eu ficava admirando, de queixo caído, os ternos e vestidos chiques, assim como o próprio teatro, tão imenso que mais parecia uma catedral. Eram magníficos os detalhes das arcadas e dos murais pintados no teto, deslumbrantes os corrimãos dourados, o carpete vermelho e as longas escadarias que levavam aos camarotes.

Meu pai prendia minha mão debaixo do braço e me levava até os nossos assentos. Então, segurando o programa, eu me sentava com os pés a um palmo do chão e a barriga tomada por aquela expectativa deliciosa que sentimos quando estamos nos preparando para assistir a uma apresentação ao vivo. Quando as luzes se apagavam e a orquestra começava a tocar, eu abria os olhos o máximo que conseguisse e escutava com toda a atenção, pois não queria correr o risco de perder uma nota, pirueta ou piada que fosse. No fim da noite, voltávamos para o carro com a mistura de entusiasmo e exaustão que sentimos com tanta frequência quando somos crianças. Na volta para casa, rodávamos pela vizinhança para ver as casas decoradas com luzinhas de Natal. Eu me lembro de encostar o rosto contra o vidro gelado do carro e, admirando as luzes, sonhar com o meu espetáculo de música e dança.

Com essas lembranças na cabeça, comprei dois ingressos.

Na noite da peça, usei meu vestido vermelho preferido. Eu ainda carregava uma bolsinha cheia de pequenos pertences preciosos, mas agora – com exceção do bloco de anotações e do lápis – eram um pouco diferentes: um batom de um tom vibrante de vermelho, um porta-moedas com alguns trocados e um papelzinho de biscoito da sorte que eu tinha ganhado no nosso primeiro encontro e que guardava com o maior cuidado. Passei um pouco de perfume atrás das orelhas e enrolei uma echarpe no pescoço. Que divertido era reviver, agora do ponto de vista de uma pessoa adulta, algo que eu adorava quando criança.

Antes do espetáculo, fomos jantar num dos nossos restaurantes prediletos, que estava lotado por causa do período de festas. Costumo preferir ambientes mais tranquilos, mas naquela noite estavam todos tão alegres que não me incomodei nem um pouco. Olhei para as outras mesas e vi tantas pessoas fazendo brindes, tantos sorrisos verdadeiros e olhos cheios de alegria que fiquei feliz de estar no meio de toda aquela celebração. Depois de brindar, comemos, bebemos e contamos histórias, algumas das quais, mesmo depois de tantos Natais compartilhados, ainda não conhecíamos. Eu achava lindo que duas pessoas pudessem viver juntas por décadas e ainda assim ser capazes de surpreender uma à outra.

O teatro tinha uma bilheteria como as de antigamente, onde fiz uma parada para retirar os ingressos. Sempre adorei o momento em que o bilheteiro passa os ingressos pela pequena abertura no vidro, deixando-os naquele pratinho de metal. Sorri para ele ao pegá-los, ele sorriu de volta.

Caminhamos junto de uma multidão para entrar na sala, levando um ou outro esbarrão, mas sem dar importância a isso. Encontramos nossos lugares e nos sentamos para aguardar com ansiedade o início do espetáculo. Enquanto isso, as pessoas continuavam a chegar.

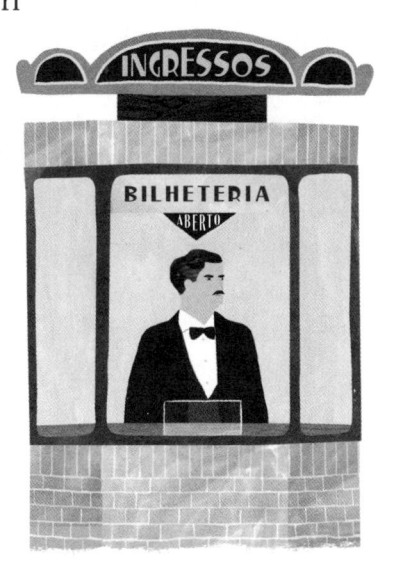

Dei uma espiada no poço da orquestra e vi os músicos a postos em suas roupas pretas elegantes, fazendo testes e ajustes finais em violinos, clarinetes e trombones. A regente, com uma das mãos se movendo na linguagem secreta da notação musical e dos tempos, folheava as partituras, repassando uma última vez a trilha sonora antes da abertura das cortinas.

Pensei nos atores retocando a maquiagem nos camarins, em toda a equipe conferindo os adereços e relembrando as deixas nos bastidores. Estávamos todos unidos para produzir e ver algo extraordinário. Muitas vezes é em situações como essa, quando nos unimos, que criamos as melhores obras. As luzes se apagaram aos poucos, a regente ergueu a batuta e todos na plateia nos viramos para o palco.

Bons sonhos.

Véspera de Natal

Acordei com a sensação de expectativa de que algo bom estava prestes a acontecer.

Permaneci imóvel por alguns instantes, com a cabeça no travesseiro. Então sorri: era véspera de Natal, um dia que eu amava e pelo qual esperava o ano todo. Devagarzinho, sentei na beirada da cama; o quarto estava escuro, e eu ouvia a respiração lenta e suave do meu amor. Como não queria interromper seu descanso, achei melhor me levantar. A cachorra, que estava dormindo junto a nossos pés, abriu um dos olhos castanhos para me olhar. Eu me agachei e sussurrei em seu ouvido: "É véspera de Natal." Ela pareceu entender, e eu acariciei seu pescoço enquanto dava um beijo no espaço grande e fofo entre suas sobrancelhas. Quando me pus a caminho do corredor, ela veio atrás de mim. Fechamos a porta do quarto e, na ponta dos pés, fomos dar início ao dia.

Enquanto a chaleira esquentava, vi pela janela da cozinha a cachorra vasculhando o quintal e passeando por entre as árvores decoradas com luzes. Alguns passarinhos voavam pelos galhos. Na sala, abri a porta da frente para ver as casas ainda iluminadas da noite anterior, cordões de luzinhas delineando o cume dos telhados, emoldurando as janelas e dando voltas em troncos e galhos de árvores. Ouvi o apito da chaleira e, ao voltar à cozinha, vi a cachorra esperando na porta dos fundos. Depois de ligar as luzes da árvore de Natal, eu me sentei no sofá; ela subiu e se deitou com a cabeça em meu colo. Estendi uma coberta sobre nós. A casa estava em silêncio, iluminada apenas pelo brilho da árvore. Acariciei o pescoço felpudo da cachorra enquanto bebia sem pressa o chá.

Anos antes, eu tivera uma cachorra que não ligava para demonstrações de afeto. Estar no mesmo quarto que eu era suficiente para ela, que passava a maior parte do tempo deitada em sua pequena cama. Dia ou outro, ela vinha andando devagar e encostava a testa quentinha na minha perna. Eu esfregava as suas costas, até que ela resolvia voltar a cuidar de seus negócios caninos. Olhando para a minha garotona, agradeci silenciosamente a todos os cachorros do mundo por sua amizade. Eu tinha a impressão – que só aumentava com o passar dos anos – de que o que mais importa na vida é fazer amigos, aproveitar os momentos que passamos com eles e com quem mais esteja com a gente, e prestar atenção em tudo isso.

Era o que eu pretendia fazer naquele dia. Íamos receber alguns amigos para uma pequena ceia, com direito a lareira acesa e bastante música e comida. Eu tinha tirado o pó do piano e estava torcendo para que alguém ficasse ali dedilhando por muito tempo. Senti um calor se espalhar pelo meu peito ao pensar que estaríamos reunidos mais uma vez com amigos queridos.

No dia anterior, eu tinha passado horas na cozinha, com o avental cheio de farinha e açúcar de confeiteiro, preparando delícias no forno: pães trançados dourados e brilhosos; biscoitos em forma de estrela cobertos de glacê e polvilhados de confeitos prateados; biscoitinhos de massa folhada recheados de nozes e canela, com cobertura de geleia de damasco. Fiz até mesmo biscoitinhos de cachorro para o Papai Au-au dar à nossa criança.

Estavam prontas umas tortinhas de tomate-seco, pinhão e cebola, que seriam a entrada. Como prato principal, haveria couves-de-bruxelas assadas – bem tostadas por fora, crocantes e salgadinhas –, charutinhos de folha de uva e tábuas de frios. Não me importo de passar um dia inteiro na cozinha. Para mim, é um trabalho prazeroso, especialmente nessa época do ano. Eu já tinha visto centenas de vezes um filme de Natal antigo, em preto e branco, que me fez companhia enquanto eu me dedicava às preparações. Quando tudo estava pronto e terminei de arrumar a cozinha, admirei com satisfação o resultado do meu trabalho e soltei um suspiro. Amigos e familiares seriam bem servidos. Minha casa seria um lugar acolhedor para as pessoas que eu amava. Elas se sentiriam seguras, relaxadas e queridas, e isso era o que havia de mais importante para mim.

No sofá, enquanto a cachorra roncava baixinho ao meu lado, comecei a planejar o dia. Teria tempo de fazer uma bela caminhada e depois me esconder em algum canto para embrulhar presentes. Poderíamos provar as comidas que eu havia preparado, dar um beijo debaixo do enfeite de azevinho e, quando começasse a escurecer, vestir as roupas festivas, acender a lareira e as velas, pôr a comida na mesa e abrir as garrafas de vinho. Então, seria só esperar os amigos começarem a bater na porta.

Quando eu era criança, imaginava que, quando crescesse, as minhas vésperas de Natal seriam repletas de viagens de trem por campos nevados e idas a bares chiques. Imaginava as pessoas em chalés no meio da neve, pondo-se a dançar e cantar sem mais nem menos. Agora sou adulta, e meus Natais são bem mais simples: apenas dias em que posso fazer algumas das coisas de que mais gosto, estar junto das pessoas que considero minha família e apreciar a beleza da neve caindo ou de uma árvore brilhando na janela de um vizinho. E me sentar no sofá com uma xícara de algo quentinho e delicioso na mão, junto da cachorra, agradecendo por mais um ano que passamos nos fazendo companhia.

Bons sonhos.

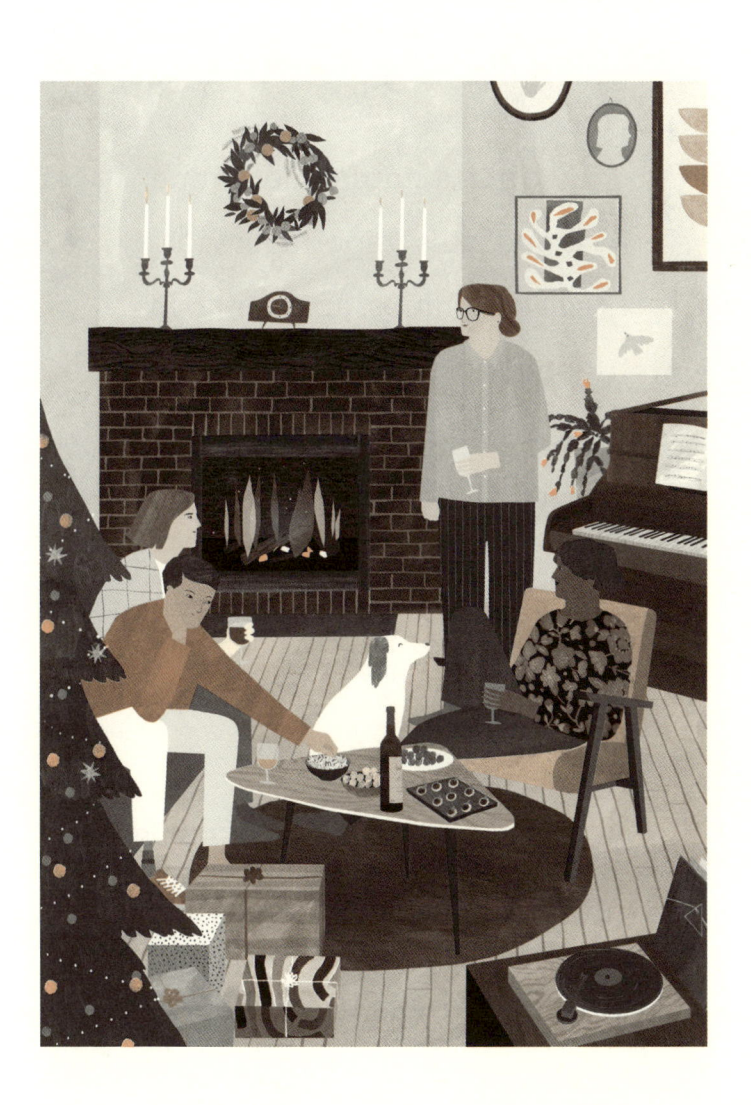

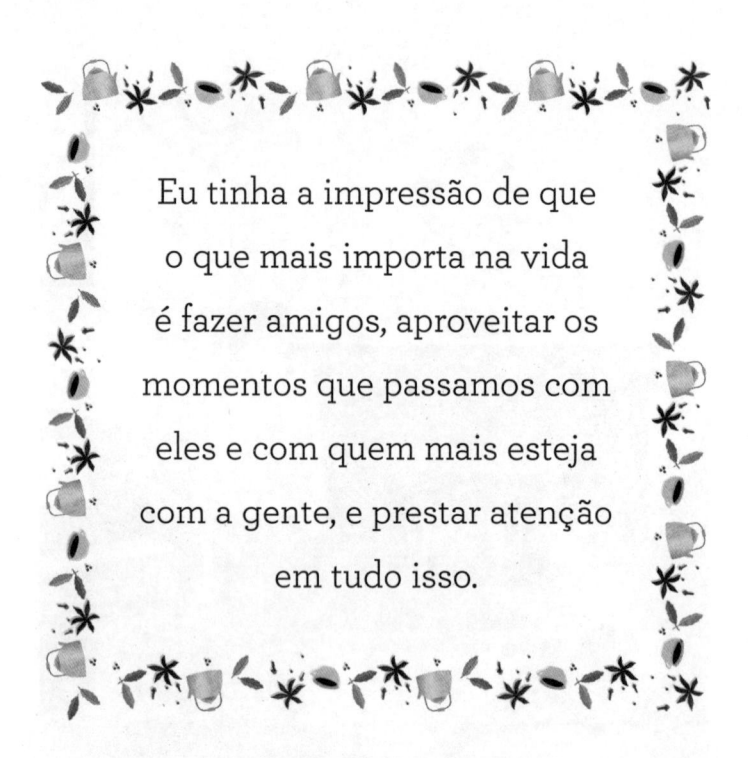

Eu tinha a impressão de que o que mais importa na vida é fazer amigos, aproveitar os momentos que passamos com eles e com quem mais esteja com a gente, e prestar atenção em tudo isso.

MEDITAÇÃO PARA NATAIS AGITADOS

· · · · ·

Encontre um espaço reservado, longe de todo mundo, onde você possa se sentar ou se deitar por alguns minutos.

Acomode-se em uma posição confortável. Feche os olhos, inspire pelo nariz e solte o ar pela boca com um suspiro. Deixe os lábios se tocarem e respire pelo nariz. Permita que os pensamentos percam a intensidade aos poucos em vez de forçar a mente a se concentrar no momento presente.

Por alguns instantes, entregue-se ao que quer que esteja sentindo. Talvez você tenha muito o que fazer e sua mente esteja bem agitada. Talvez ela esteja repleta de memórias, e você sinta um pouco de tensão ou nervosismo tomar conta. Talvez os convidados estejam chegando, ou já estejam em sua casa, e você sinta aquela estranha mistura de animação e ansiedade que só a família é capaz de produzir na gente. Talvez a sua mente permaneça calma e sossegada e você busque apenas um pouco de conexão. Permita-se sentir o que quer que esteja sentindo. Enquanto se conecta aos pensamentos e às emoções, procure identificar as sensações que eles provocam em seu corpo. Todas as emoções dão origem a sensações físicas, e ser capaz de identificá-las fará você perceber o que está sentindo, além de contribuir para o autoconhecimento.

Quando depositar toda a atenção nas emoções

– ao escutá-las sem tentar fazer qualquer modificação –, você notará que elas vão se acalmar. Gosto de pensar nos sentimentos como amigos que você está indo encontrar em um restaurante. Quando veem que você está chegando, eles erguem o braço e acenam com empolgação, mas quando vocês fazem contato visual se acalmam de imediato. Já se viram, agora podem relaxar. O mesmo ocorre com as emoções insistentes que tomam conta da nossa mente – precisam ser vistas e sentidas. Costumam se tranquilizar assim que isso é feito.

Quando as ondas dentro de você tiverem se transformado em marolas, volte a atenção para o espaço entre a ponta do nariz e o topo do lábio superior. Perceba a respiração passando por ele ao entrar e sair do nariz. Quando a mente começar a se afastar desse pequeno lugar, identifique para onde ela foi. Você não precisa fingir que os pensamentos não estão ali. Veja-os. Sinta-os. Em seguida, retorne ao pequeno túnel acima dos lábios e ao ar que passa por eles.

Quando sentir que a mente e o corpo estão prontos para se juntar às comemorações natalinas, inspire fundo e solte o ar pela boca. Ótimo.

Agradecimentos

Agradeço à minha adorável esposa, Jacqui, que me encorajou e me apoiou desde o momento em que tive a primeira ideia para este *No final nada acontece*. Ela nunca duvidou do sucesso que este projeto poderia alcançar, pois sempre acreditou em mim e no que eu quis fazer. Estar apaixonada por ela suscita milhares de pensamentos gratificantes e possibilidades felizes todos os dias, permitindo que, quando as pessoas me perguntam se acho que em algum momento as doces histórias que conto irão se esgotar, eu sorria e diga com toda a confiança que não. (Jacqui, te amo loucamente.)

Agradeço aos meus pais. Eles me ensinaram a amar os livros e as histórias desde que eu era pequena e me fizeram acreditar que era capaz de alcançar qualquer objetivo que pudesse imaginar. Quando me sentia insegura, eu voltava o pensamento para a confiança que eles tinham em mim.

Agradeço ao meu irmão, Greg, um escritor maravilhoso. Quando liguei para ele com uma ideia de livro (não este, outro), preocupada se o que iria escrever se encaixaria neste mundo, Greg disse: "Irmã, todos os livros se passam em um universo alternativo. Escreva o que tiver vontade." Então escrevi.

Agradeço aos meus editores, que foram bondosos, criativos, pacientes e compreensivos. Eles estão me ajudando a levar essa forma particular de conforto a muitas pessoas, e isso é a realização do meu sonho maior. Agradeço especialmente a Meg Leder e a Laura Sky, da editora Penguin, que ajudaram esta autora de primeira viagem a pensar de forma mais ambiciosa e vívida o mundo que estou criando.

Agradeço à minha agente, Jackie Kaiser. Desde o primeiro telefonema, ela entendeu completa e intuitivamente o que eu estava tentando criar. Ela me fez perguntas que mantiveram minha escrita e minha mente vibrando, cheias de energia. Mal posso esperar para descobrir o que mais seremos capazes de inventar juntas.

Agradeço a Léa Le Pivert por suas lindas ilustrações. Não tenho uma visão intuitiva e não pude contribuir com muito mais que minhas palavras para o visual de *No final nada acontece*. Léa fez o livro ficar lindo e acolhedor. Serei sempre grata a ela. Agradeço aos meus amigos do Curiouscast por me ajudarem a, por meio do podcast, compartilhar histórias com tantas pessoas.

Agradeço a todos que me escutaram com paciência enquanto eu aprendia a contar histórias (ouvintes do podcast, estudantes de ioga e amigos).

Agradeço a Mary Oliver por todas as suas palavras, poesias e instruções para a vida. Quando a ouvi dizer "Preste atenção. Deixe-se surpreender. Fale sobre isso", senti que tinha encontrado a minha vocação.

Índice de aconchego

Nota: *as numerações abaixo indicam a primeira página de cada história que inclui o respectivo item de aconchego*

Abóboras, 159, 234, 240, 253, 257, 262, 294
Água com gás, 55, 274
Amigos, 24, 44, 64, 68, 114, 135, 139, 145, 150, 159, 171, 176, 209, 217, 222, 240, 274, 282, 289, 294, 300, 308, 325
Artesanato, 166, 176, 257, 300

Banho, 274, 313
Beijos, 50, 282, 289, 325
Biblioteca, 33, 79, 120, 217, 222, 228, 257
Biscoitos, 50, 55, 64, 79, 114, 139, 234, 245, 325

Cabana, 128, 186
Cachorros, 44, 108, 128, 135, 145, 186, 228, 234, 274, 289, 325
Café da manhã, 24, 60, 103, 171, 176, 186, 294
Cafés e cafeterias, 50, 55, 68, 74, 139, 150, 204, 222, 228, 282, 300
Cama, 24, 44, 60, 108, 128, 154, 171, 186, 228, 245, 289, 294, 313, 325
Caminhada, 24, 60, 128, 186, 274, 289, 300, 313, 325
Cartas e cartões, 33, 139, 171, 217, 257, 300
Centro da cidade, 55, 74, 103, 150, 300, 320
Chuva, 74, 103, 120, 196, 204, 222, 245, 282
Cobertores, 44, 68, 97, 209, 234
Cozinha e jantar, 24, 33, 39, 44, 50, 60, 64, 74, 90, 103, 120, 128, 135, 150, 159, 171, 186, 196, 209, 217, 240, 245, 282, 294, 313, 320, 325

Crianças, 24, 50, 64, 68, 97, 103, 108, 120, 135, 139, 145, 166, 171, 176, 228, 234, 240, 262, 274, 294, 300, 320

Ervas, 39, 120, 150, 196, 240, 308
Expectativa, 79, 171, 196, 253, 257, 300, 320, 325

Fazenda, 135, 166, 308
Fechaduras e trancas, 79, 128, 145, 222, 245
Férias e feriados, 44, 60, 68, 171, 209, 262, 294, 300, 308, 320, 325
Floresta, 128, 166, 181

Gatos, 33, 44, 68, 245

Hidratante labial, 55, 159
Hortas e jardins, 60, 84, 90, 120, 135, 139, 150, 159, 171, 186, 196, 209, 222, 240

Inverno, 24, 33, 39, 50, 60, 64, 68, 74, 84, 90, 108, 150, 204, 209, 228, 234, 240, 257, 274, 289, 308
Itália, 44, 50, 90, 159, 196

Lagos, 50, 84, 128, 139, 145, 154, 159, 181
Lareira, 128, 294, 300, 308, 313, 325
Limpeza, 24, 39, 90, 128
Livros, 33, 44, 50, 60, 68, 74, 79, 84, 90, 103, 108, 114, 120, 128, 139, 145, 150, 171, 204, 217, 228, 257, 274, 300
Lojas, 33, 39, 50, 74, 79, 97, 114, 139, 166, 204, 253, 282, 300, 308

Momentos acompanhados, 128, 139, 159, 176, 181, 186, 282, 300, 320, 325
Momentos solitários, 79, 145, 154, 181, 196, 204, 245, 262
Música, 39, 55, 68, 74, 90, 108, 150, 154, 171, 196, 209, 228, 268, 274, 294, 300, 320, 325

Nascer do sol, 24, 103, 139
Neve, 24, 39, 44, 50, 55, 60, 64, 68, 74, 103, 120, 128, 209, 240, 268, 274, 289, 300, 308, 313, 325

Outono, 128, 209, 217, 228, 234, 240, 253, 257, 268, 274, 289

Pão, 60, 114, 120, 171, 186, 209, 234, 282, 313
Parque, 44, 50, 55, 64, 74, 139, 145, 150, 154, 186, 228, 257, 274, 289, 300
Pássaros, 60, 68, 90, 139, 181, 253, 294, 300
Pôr do sol, 39, 181, 262
Praia, 60, 84
Preparações no forno, 68, 114, 139, 159, 209, 234, 262, 282, 325
Presentes, 33, 79, 114, 139, 209, 240, 268, 274, 289, 313, 325
Primavera, 50, 55, 74, 79, 84, 90, 97, 108, 120, 128, 135, 228, 240, 268, 274, 289

Rios e riachos, 24, 60, 128, 176, 181, 234, 253, 274

Sanduíches, 68, 79, 97, 114, 120, 128, 204, 209, 228, 313
Sopas, 39, 44, 50, 60, 84, 209, 234, 282
Suéteres e moletons, 24, 60, 90, 103, 159, 176, 245, 253, 313

Temporal, 128, 222
Tortas, 114, 159, 234, 294

Vaga-lumes, 145, 159, 181
Varandas, 60, 64, 128, 135, 139, 145, 171, 186, 234, 253, 262, 274
Velas, 39, 97, 108, 135, 159, 166, 196, 245, 253, 262, 282, 308, 325
Verão, 44, 55, 60, 68, 74, 84, 120, 128, 145, 150, 154, 159, 166, 176, 186, 204, 209, 217, 253, 289
Vinho, 44, 60, 159, 196, 245, 274, 325

Xícaras de café, 24, 33, 55, 79, 114, 139, 217, 228, 257, 282, 294, 300, 313
Xícaras de chá, 39, 50, 55, 64, 68, 90, 204, 234